Hana Hakim
Mohamed Derbel
Khouloud Feki

Impacto físico e psicológico do aborto espontâneo na mulher

Impacto físico e psicológico do aborto espontâneo na mulher

Hana Hakim
Mohamed Derbel
Khouloud Feki

Impacto físico e psicológico do aborto espontâneo na mulher

ScienciaScripts

ÍNDICE DE CONTEÚDOS

CAPÍTULO 1
INTRODUÇÃO

Um aborto espontâneo, também conhecido como aborto espontâneo ou interrupção involuntária da gravidez (1), é a causa mais comum de perda de um bebé durante a gravidez e uma das complicações mais frequentes no início da gravidez(2).

A definição mais comummente aceite de aborto espontâneo é a da OMS, que considera aborto espontâneo a expulsão espontânea do corpo materno de um embrião ou feto, antes de ser viável, com menos de 500g e/ou com menos de 20-22 semanas de gestação(3).

Estima-se que 15-20% das gravidezes terminam em aborto espontâneo e que 25% das mulheres sofrem um aborto espontâneo durante a sua vida. Em todo o mundo, ocorrem cerca de 23 milhões de abortos espontâneos por ano, o que equivale a 44 perdas de gravidez por minuto(4).

A maioria dos abortos espontâneos ocorre durante as primeiras 14 semanas e são conhecidos como abortos precoces(2).

Estes números indicam que os pais afectados por um aborto espontâneo não são raros. Este acontecimento tem um impacto particular na vida dos casais afectados, uma vez que anuncia o início de um processo de luto perinatal. O luto é uma reação natural ao processo de perda e inclui sintomas como a raiva, a preocupação, a solidão e a tristeza, a sensibilidade ao ruído, a fraqueza muscular, as perturbações do sono e o choro(5).

Numerosos estudos sublinharam o impacto negativo do aborto espontâneo na saúde mental das mulheres e o aumento do risco de depressão e de outros problemas de saúde mental(6) .

Outros postularam que esta difícil provação tem não só impactos psicológicos mas também físicos significativos (7) (8) (3).

Estes sintomas psicológicos e físicos podem aparecer imediatamente após a perda ou podem ser retardados, exagerados ou aparentemente ausentes (9).

Os resultados relativos à duração dos sintomas depressivos e do luto perinatal após um aborto espontâneo são contraditórios. De facto, alguns estudos indicaram que, para a maioria das mulheres, os sintomas desaparecem e são semelhantes aos da população em geral dentro de 6 meses a 1 ano (10) (11) , enquanto outros indicaram que estes sintomas persistem muito tempo após a perda, até 3 anos (12) (13).

Além disso, o género, a idade, a perceção da perda, as mudanças de vida, os estilos de enfrentamento e os sistemas de apoio influenciam a duração do luto. E, em geral, as famílias reagem à perda de acordo com a sua cultura e religião (14).

Compreender o luto dos pais enlutados é muito importante para as profissões de apoio, a fim de prestar cuidados e apoio adequados (15) (16).

Estes resultados levantam questões sobre a situação na Tunísia. Há uma falta significativa de dados na literatura científica sobre o luto perinatal e os efeitos do aborto espontâneo na saúde mental e física das mulheres tunisinas. Este facto evidencia uma grande lacuna na nossa compreensão destas questões cruciais na nossa sociedade. É essencial preencher esta lacuna de conhecimento para melhor apoiar as mulheres que enfrentam tais dificuldades e desenvolver intervenções adequadas para responder às suas necessidades psicológicas e físicas. Este estudo foi, portanto, realizado com o objetivo de preencher esta lacuna de dados e de compreender melhor a situação das mulheres tunisinas em luto.

Os objectivos desta investigação são, portanto, :
- Avaliar os níveis de luto entre as mulheres que sofreram um aborto espontâneo.

- Descrever as consequências psicológicas do aborto espontâneo para as mulheres tunisinas.

- Descrever as consequências físicas do aborto espontâneo para as mulheres tunisinas.
- Estudar as variações da pontuação total média do PGS em função de determinadas características sócio-demográficas e de determinadas variáveis médicas e obstétricas.

CAPÍTULO 2
MATERIAIS E MÉTODOS

Este capítulo apresenta os elementos metodológicos do estudo. Começa com uma descrição da conceção e do contexto da investigação e uma descrição da amostra, incluindo os critérios de inclusão e exclusão. Segue-se uma descrição dos instrumentos de medição, do processo de recolha de dados e das considerações éticas. O plano de análise conclui este capítulo.

1 Métodos :

1.1 Tipo de estudo :

Realizámos um inquérito descritivo e analítico para responder ao objetivo de investigação mencionado no primeiro capítulo.

1.2 Local de estudo :

Os dados foram recolhidos no serviço de obstetrícia e ginecologia do Centro Hospitalar Universitário Hédi Chaker (CHU), em Sfax, que inclui os serviços de pós-parto, ginecologia, gravidez de alto risco e consultas externas. Trata-se de um importante centro de referência para os médicos, onde são admitidas mulheres tunisinas provenientes das zonas rurais e urbanas do centro e do sul da Tunísia. Dadas as limitações de tempo e a fim de acelerar o recrutamento, o questionário foi elaborado na plataforma Google Forms, de modo a poder ser comunicado através da Internet, nomeadamente em grupos do Facebook.

1.3 Período de estudo :

A recolha de dados decorreu de 12 de fevereiro de 2024 a 31 de março de 2024.

1.4 População do estudo :

A população-alvo inclui todas as mulheres tunisinas que tiveram um ou mais abortos espontâneos durante a sua vida.

1.5 Amostra :

1.5.1 Critérios de inclusão :

A amostra do nosso inquérito incluiu mulheres que: a) tinham sofrido pelo menos um aborto espontâneo, independentemente da idade gestacional (precoce ou tardia), durante a sua vida; b) tinham 18 anos ou mais; c) estavam presentes no local de investigação ou podiam preencher o questionário através da versão Google Forms, durante o período de estudo acima referido.

1.5.2 Critérios de exclusão :

Foram excluídas do estudo: a) as mulheres que tinham sido submetidas a uma interrupção voluntária da gravidez (IVG), b) as mulheres que tinham sido submetidas a uma interrupção terapêutica da gravidez (PTG), c) as mulheres que tinham tido uma gravidez ectópica (PE) e d) as mulheres que se recusaram a participar no estudo.

1.5.3 Método de amostragem :

Neste estudo, foi utilizada uma amostragem de conveniência não probabilística.

1.5.4 Tamanho da amostra :

Devido a limitações de tempo, apenas distribuímos o questionário a 109 mulheres que tinham sofrido um ou mais abortos espontâneos na sua vida.

2 Equipamento:

2.1 Instrumentos de medição :

Os dados foram recolhidos através de um questionário sócio-demográfico e clínico (Anexo 1) e da Perinatal Grief Scale (PGS) (Anexo 2).

- **Questionário de dados sócio-demográficos e clínicos**

O questionário foi elaborado por nós próprios para efeitos do presente estudo, com base na literatura específica sobre o assunto. É composto por 32 perguntas fechadas e de escolha múltipla e está dividido em seis partes:
➢ A primeira parte: destina-se a identificar os participantes, incluindo a idade, a origem, o estado civil, o nível de escolaridade, a situação profissional e o nível socioeconómico.
➢ A segunda parte destina-se a avaliar a saúde e o estilo de vida: altura, peso, hábitos de vida (tabagismo, alcoolismo) e antecedentes médicos pessoais.
➢ A terceira parte: destinada a avaliar a fertilidade e as características dos abortos espontâneos.
➢ A quarta parte destina-se a avaliar o impacto físico do aborto espontâneo.

➢ A quinta parte: avaliação do impacto psicológico do aborto espontâneo.

➢ A sexta parte: avaliação da relação da mulher com o seu parceiro após o aborto.
- **Escala de luto perinatal :**

A **Escala de Luto** Perinatal **(PGS)** (Anexo 2) foi utilizada para medir as reacções de luto.
A versão original em inglês do PGS inclui 104 elementos e foi desenvolvida por Potvin, Lasker e Todeter em 1989(17) .

Os itens menos relevantes foram então retirados da escala, resultando numa PGS de 33 itens com um coeficiente alfa de 0,95. Os autores validaram esta última versão em experiências que envolveram 138 mulheres com uma média de idade de 28 anos e 5 meses, nos Estados Unidos. Oitenta e dois destes casos ocorreram entre as 0 e as 15 semanas de gestação, 34 casos ocorreram após as 16 e antes das 28 semanas de gestação e 22 casos ocorreram após as 28 semanas de gestação (incluindo 18 recém-nascidos)(18). Esta escala de Likert de 33 itens fornece respostas que variam entre concordo completamente (1 ponto) e discordo completamente (5 pontos). Existem 3 subescalas na PGS (Tristeza ativa, Dificuldade de adaptação, Desesperança) com 11 itens cada: A primeira dimensão, também conhecida como "tristeza ativa", representa o luto normal e inclui perguntas sobre o luto, a perda do bebé e o choro relacionado com a perda do bebé. A primeira dimensão, também conhecida como "luto ativo", representa o luto normal e inclui perguntas sobre o luto, a perda do bebé e o choro relacionado com a perda do bebé. Os itens relacionados com o "luto ativo" são os números 1, 3, 5, 6, 7, 10 e 12, 13, 14, 19 e 27. A segunda dimensão, designada por "Dificuldades de Enfrentamento/Adaptação", refere-se às dificuldades em conciliar as actividades diárias com a família e os amigos, podendo indicar uma depressão grave ou dificuldades em funcionar com a família e os amigos. A pontuação para esta dimensão varia entre 11 e 55. Os itens relacionados com a escala "dificuldades em lidar com a perda" correspondem aos nºs 2, 4, 8, 11, 21, 24, 25, 26, 28, 30 e 33. A terceira dimensão representa a "desesperança" e sugere um elevado potencial para efeitos significativos e crónicos relacionados com a perda, tais como dificuldades emocionais que progridem para depressão. A pontuação também varia entre 11 e 55. Os itens relativos à escala de desespero encontram-se nos nºs 9, 15, 16, 17, 18, 20, 22, 23, 29, 31 e 32. Cada dimensão representa um aspeto qualitativo diferente do luto e uma progressão na gravidade das reacções de luto. A pontuação total da PGS (Perinatal Grief Scale) é obtida invertendo primeiro todos os itens (ou seja, as pontuações 1, 2, 3, 4 e 5 são consideradas para as opções "discordo fortemente", "discordo", "nem discordo nem concordo", "concordo" e "concordo fortemente", respetivamente), com exceção dos itens 11 e 33. Assim, pontuações mais elevadas reflectem agora um luto mais intenso. As pontuações são então somadas. A pontuação total pode variar entre 33 e 165, sendo que quanto mais alta a pontuação, maior a intensidade do luto. Uma pontuação superior a 91 indica um luto grave (17). Este instrumento de medição tem sido amplamente utilizado e validado em todo o mundo para muitos tipos de perda de gravidez, e foi também traduzido para várias línguas. Árabe, chinês, francês, alemão, grego, japonês, português, espanhol...

3 Análise estatística :

Os dados foram introduzidos e analisados com recurso ao software Statistical Package for Social Science (SPSS) versão 20. A normalidade da distribuição dos dados foi avaliada através do teste de Kolmogorov-Smirnov. As variáveis contínuas/quantitativas foram expressas em média e desvio-padrão. Por outro lado, as variáveis categóricas/qualitativas foram expressas em termos de números e frequências. As diferenças entre as variáveis categóricas foram comparadas utilizando o teste do χ^2 de Pearson ou o teste exato de Fisher, conforme apropriado. O teste U de Mann-Whitney foi utilizado para comparar as diferenças entre dois grupos independentes quando a variável independente não era normalmente distribuída. O teste de Kruskal-Wallis foi utilizado para comparações envolvendo mais de dois grupos independentes. O nível de significância foi de 5%.

4 Considerações éticas :

Antes de proceder à recolha de dados, obtivemos uma autorização escrita do chefe do serviço de maternidade do CHU Hedi Chaker Sfax (ver anexo 4). Os estudantes encontraram-se com a mulher e solicitaram a sua participação. Os estudantes explicaram à mulher o objetivo do estudo, a participação esperada, o seu direito de não responder a certas perguntas, o seu direito de se retirar do estudo em qualquer altura ou o seu direito de se recusar a participar. A confidencialidade dos dados foi assegurada durante todo o estudo, uma vez que os questionários não continham nomes e foi utilizado um código numérico.

No total, 109 mulheres participaram neste estudo. Esta secção descreve as características sociodemográficas das inquiridas.

I. Secção descritiva :

1 Características sócio-demográficas :

1.1 Idade materna :

Como mostra a Figura 1, oito inquiridas têm entre 18 e 24 anos, 41 mulheres têm mais de 35 anos, enquanto mais de metade (n=60) têm entre 25 e 35 anos. A idade média das mulheres da nossa população é de 32 anos, com extremos de 18 e 58 anos.

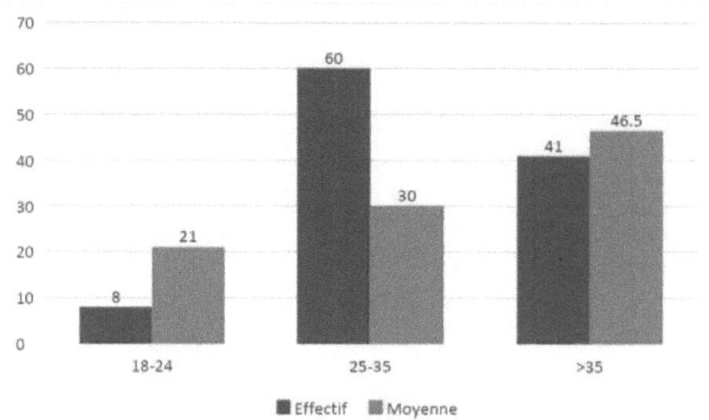

Figura 1: Idade da população

1.2 Origem :

No nosso estudo, verificámos que 63,9% (n=70) das mulheres eram de origem urbana (Figura 2).

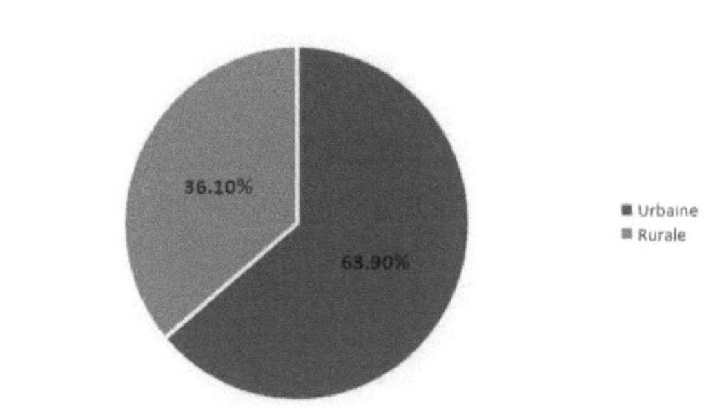

Figura 2: Origem dos participantes

1.3 Estado civil :

Na nossa população, 98,2% das mulheres (n=107) eram casadas (Figura 3).

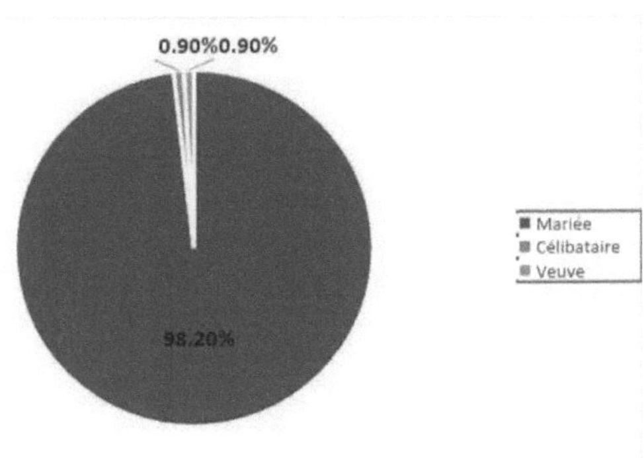

Figura 3: Estado civil das mulheres inquiridas

1.4 Nível de ensino :

Relativamente ao nível de escolaridade, 40,4% (n=44) tinham o ensino secundário, 35,8% (n=39) o ensino superior, 19,3% (n=21) o ensino primário e 4,6% (n=5) nunca tinham frequentado a escola, como se pode verificar na (Figura 4).

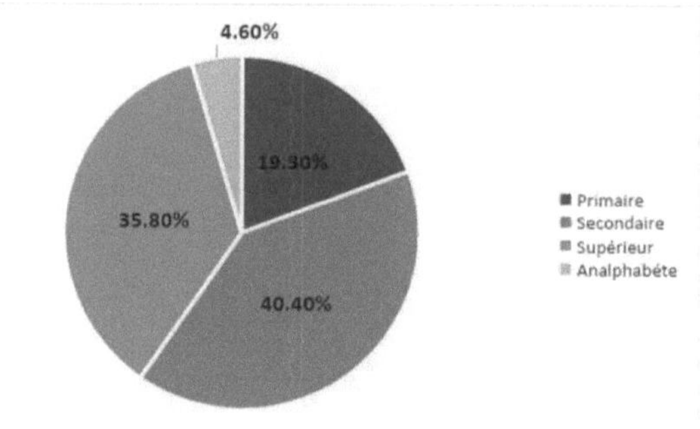

Figura 4: Nível de escolaridade dos participantes

1.5 Actividades profissionais das mulheres :

No nosso inquérito, a maioria das mulheres, 77,1% (n=84), eram donas de casa (Figura 5).

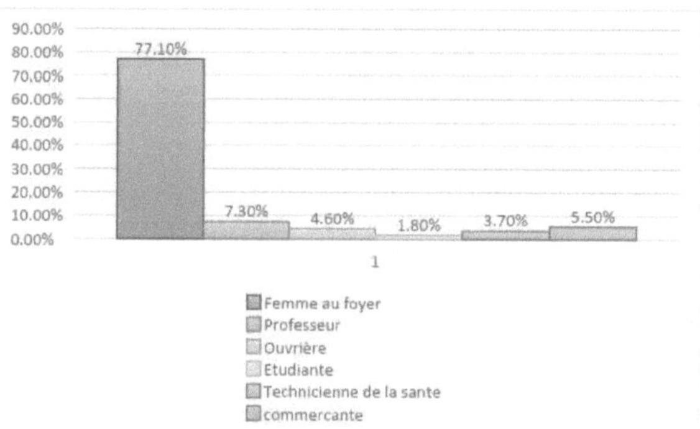

Figura 5: Profissão das mulheres inquiridas

1.6 Nível socioeconómico :

Oitenta e três vírgula cinco por cento dos inquiridos (n=91) têm um nível socioeconómico médio. (Figura 7)

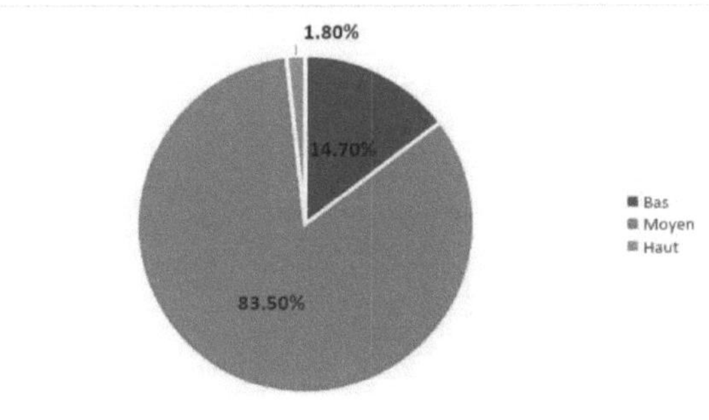

Figura 6: Nível socioeconómico dos participantes

2 Saúde e estilo de vida/ Estilo de vida :

2.1 IMC :

Quase metade das mulheres (44%, n=48) tinha um IMC entre 25 e 30, enquanto 37,6% tinham um IMC entre 18 e 25 (n=41) (Tabela 2).

Tabela 1: Distribuição dos pacientes de acordo com o IMC

IMC por intervalo	Número de trabalhadores (n)	Percentagem (%)
Peso normal: [18, 5 - 25[.	41	37,6
Excesso de peso: [25 - 30[.	47	43,1
Obesidade: >=30	20	18, 3

2.2 Fumar :

Quase todas as mulheres inquiridas, 97,20% (n=105), nunca tinham fumado (Figura 7).

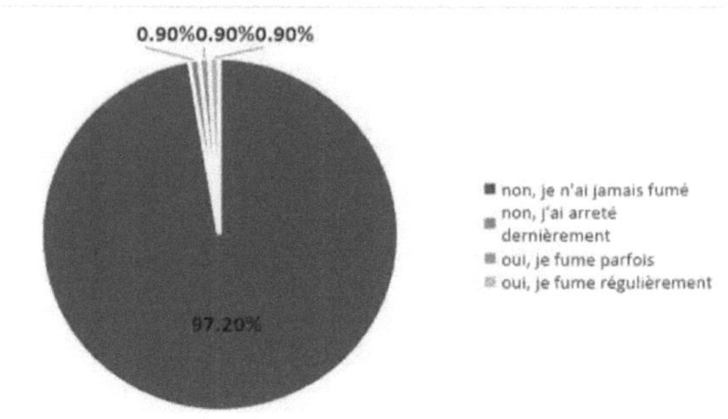

Figura 7: Percentagem de mulheres que fumam

2.3 Álcool :

A quase totalidade da nossa população, 99,1% (n=108), não bebe álcool (Figura 8).

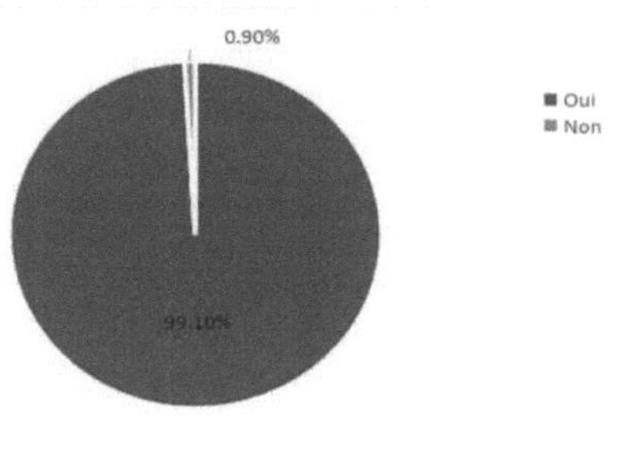

Figura 8: Noção de alcoolismo na população estudada

2.4 Historial médico da população em estudo :

No nosso estudo, de um total de 109 mulheres, 79% (ou seja, 86 mulheres) não tinham qualquer doença, 5% eram diabéticas (n=5), 6% tinham doenças da tiroide (n=6) e 6% eram hipertensas (n=7). (Figura 9)

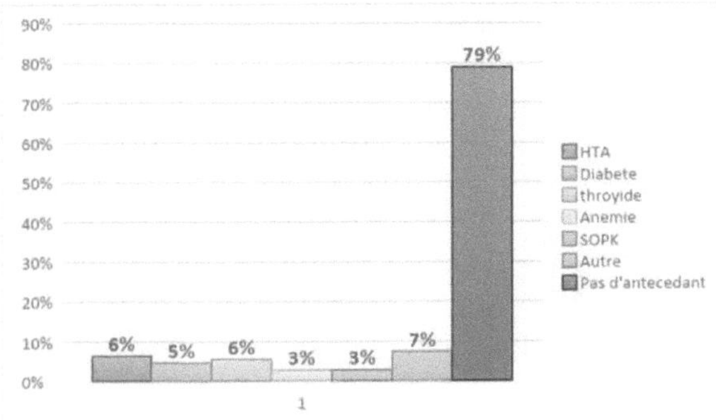

Figura 9: Historial médico das mulheres inquiridas

2.5 História cirúrgica da população em estudo :

A maioria das mulheres (42,20%) não tinha antecedentes cirúrgicos, enquanto 39,40% tinham sido submetidas a cesarianas (Figura 10).

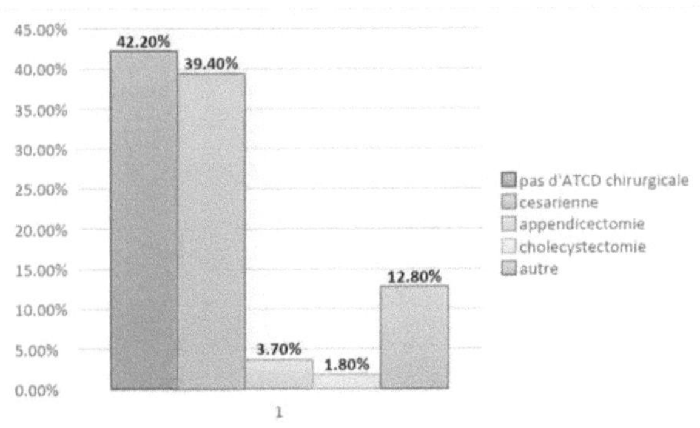

Figura 10: Historial cirúrgico das mulheres inquiridas

2.6 História gineco-obstétrica da população estudada

2.6.1 Gestão

Mais de metade das mulheres inquiridas eram utilizadoras de vários gestos, ou seja, 66,1% (n=72). (Figura 11).

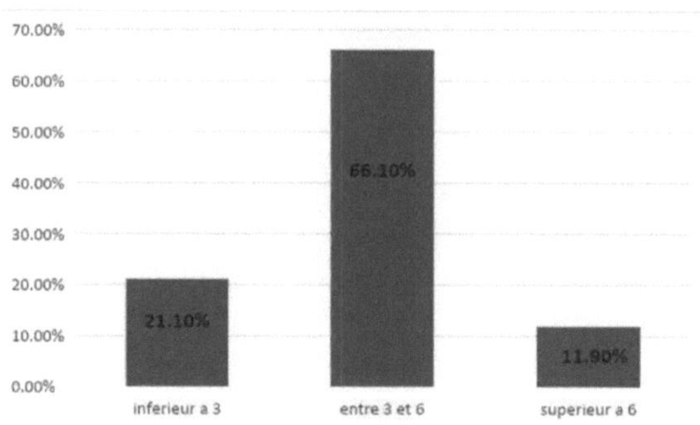

Figura 11: Repartição das mulheres por género

2.6.2 Paridade :

Nesta série, as nulíparas representaram 7,3%, as primíparas 31,2%, as multíparas 57,8% e as multíparas grandes (paridade > 4) apenas 3,7% (Figura 12).

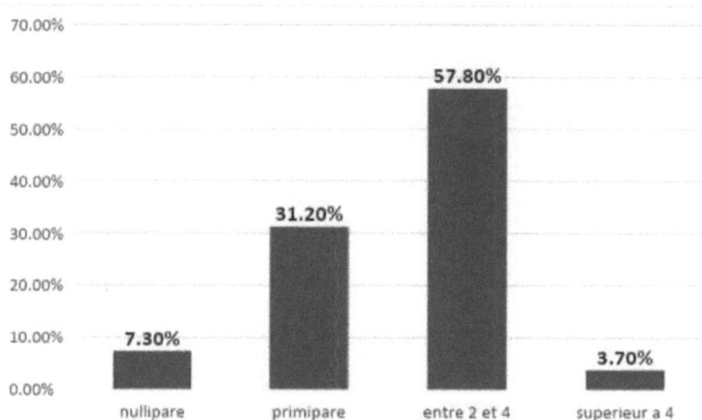

Figura 12: Repartição das mulheres por paridade

2.6.3 Número de filhos vivos :

Mais de metade das mulheres (55%, n=60) tem entre 2 e 4 filhos vivos, 28,4% (n=31) tem apenas um filho vivo, 0,9% (n=1) tem mais de 4 e 15,6% (n=17) não tem filhos vivos (Figura 13).

14

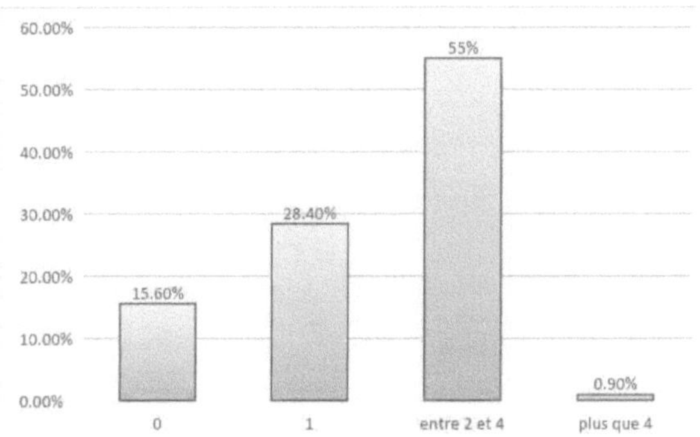

Figura 13: Repartição das mulheres por número de filhos vivos

2.6.4 Número de crianças que morreram :

8% (n=9) das mulheres tiveram apenas um filho que morreu. (Figura 14)

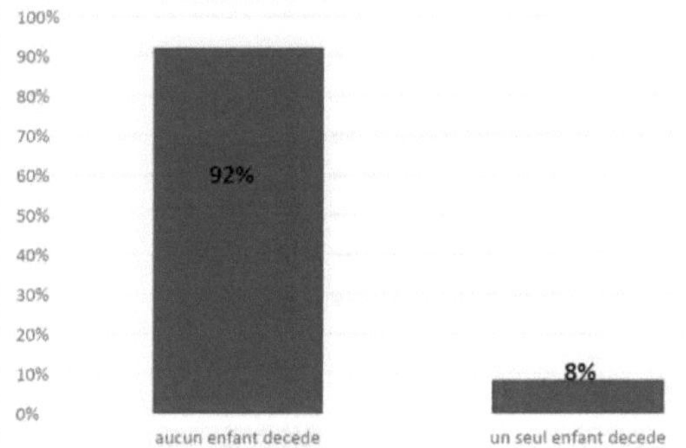

Figura 14: Repartição das mulheres por número de filhos que morreram

2.6.5 Método de entrega :

Quarenta e sete vírgula três por cento das mulheres deram à luz por via vaginal, enquanto 52,7% deram à luz por cesariana (Figura 15).

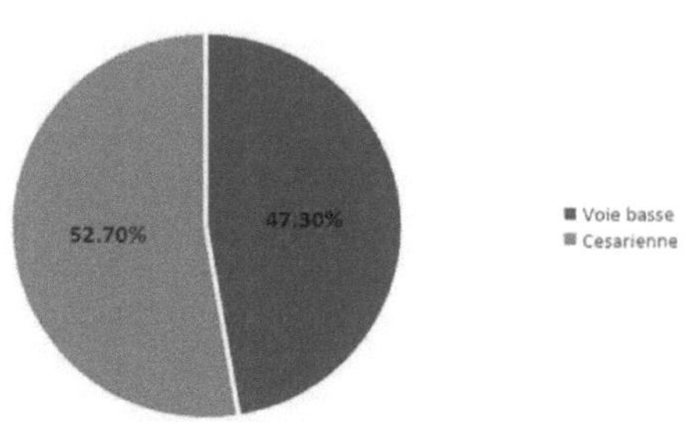

Figura 15: Modo de entrega

2.6.6 Número de cesarianas :

Das que foram submetidas a cesariana (n =57): 19,3% (n =11) tinham um útero uni-cicatricial e 26,6% (n =15) tinham um útero bi- a quadri-cicatricial. (Figura 16)

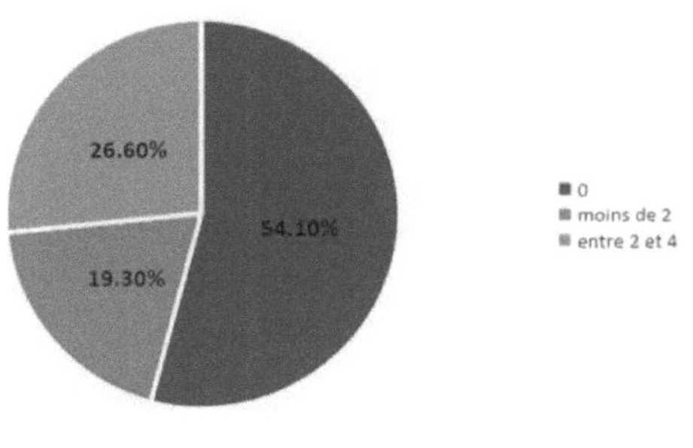

Figura 16: Número de cesarianas

2.6.7 Conceito de infertilidade :

Vinte e seis vírgula seis por cento das mulheres tinham um historial de infertilidade. (Figura 17)

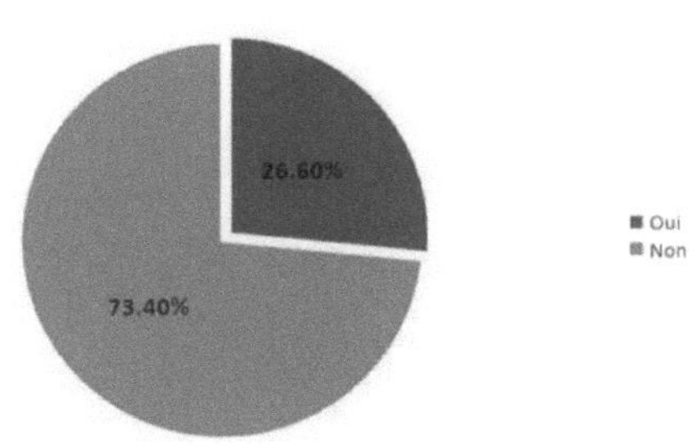

Figura 17: Conceito de infertilidade

3 Informações sobre abortos espontâneos :

2.2   Número de abortos espontâneos :

Mais de metade das mulheres tinha tido um único aborto espontâneo (56%), 33,9% tinham tido dois abortos espontâneos e 9,2% tinham tido mais de três (Figura 18).

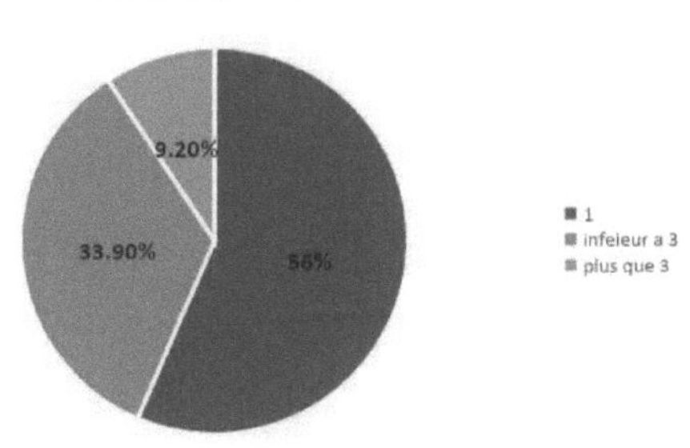

Figura 18: Número de abortos espontâneos

3.2 Tipo de gravidez perdida: induzida ou espontânea :

A maioria das gestações foi espontânea (94,5%), enquanto 5,5% (n=7) foram induzidas (Figura 19).

- 4,6% por indução da ovulação

- 0,9% por ICSI

- 0,9% por FIV

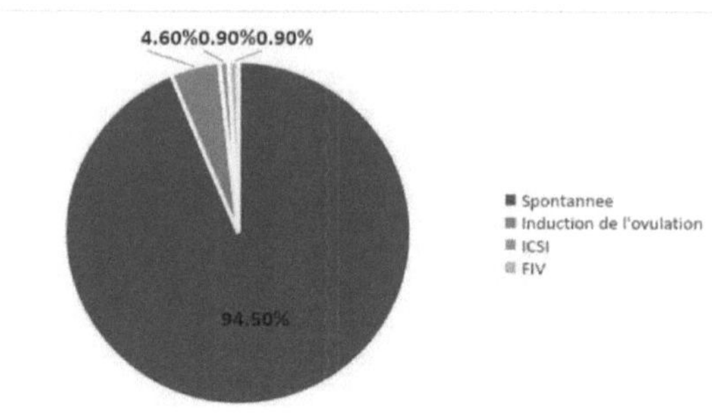

Figura 19: Tipo de gravidez perdida: induzida ou espontânea

3.3 Fase do aborto espontâneo

Tabela 2: Fase do aborto espontâneo

	Antes das 12 semanas: completa e espontânea	Antes das 12 semanas com curetagem	Após 12 semanas: completa e espontânea	Após 12 semanas com curetagem	Total
1era FC	63,3%	21,1%	9,2 %	6,4 %	109 /109
2.ª CAF	51,1%	19,1%	19,1%	10,6%	n= 47
3.ª CAF	68,4%	10,5%	5,3%	15,8%	n= 19
4ª FC	66,7%	16,7%	16,7%	-	n= 6
5ª FC	33,3%	33,3%	33, 3%	-	n= 3
6ª FC	-	-	-	-	n=1
7ª FC	-	-	-	-	n=1
8ª FC	-	-	-	-	n=1

3.4 Acompanhamento:

Quase todas as mulheres (95,40%) (n=104) foram seguidas por um ginecologista (Figura).

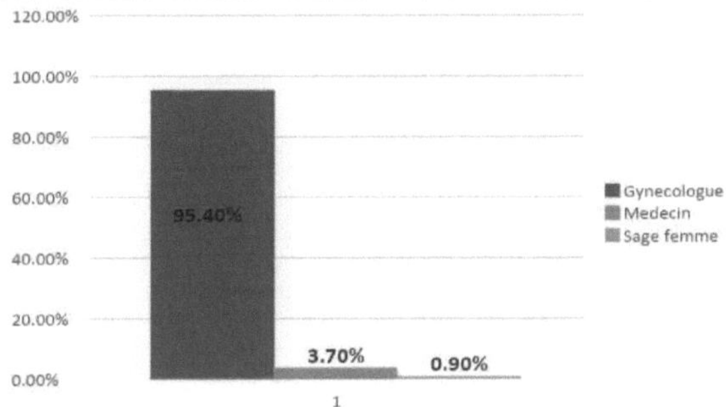

Figura 20: Repartição das mulheres por prestador de serviços de acompanhamento da gravidez

4 Apoio de profissionais :

A maioria das mulheres (66 mulheres, ou seja, 60,6% da população) sentiu-se totalmente apoiada pelos profissionais de saúde durante o(s) aborto(s) que sofreram. Seis mulheres disseram não ter recebido qualquer apoio (Figura 21).

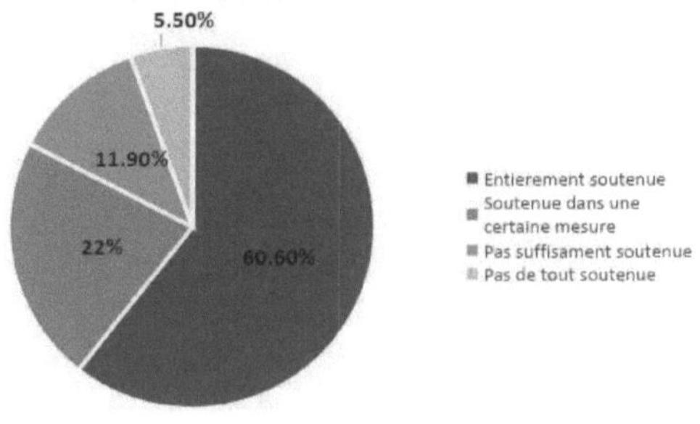

Figura 21: Apoio que as mulheres sentiram dos profissionais de saúde durante o(s) aborto(s)

5 Apoio psicológico recebido de outras pessoas :

Na nossa população, a maioria das mulheres, 77,10% (n=84), recebeu apoio psicológico sem ser dos profissionais de saúde (Figura 22).

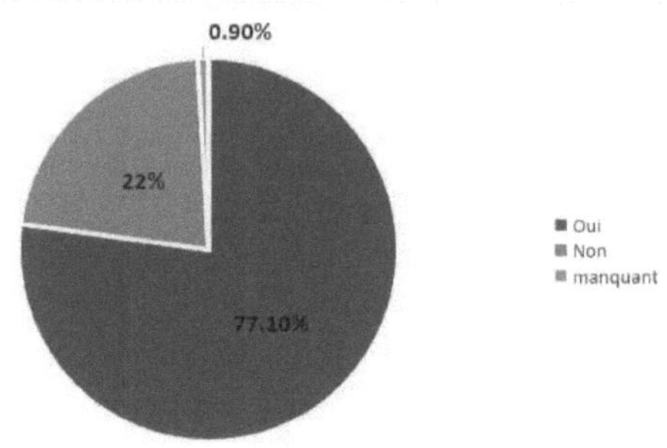

Figura 22: Repartição das mulheres que receberam apoio psicológico para além do prestado por um profissional de saúde

Este apoio foi prestado pelo marido em 72% dos casos (n=78), pela família em 51% dos casos (n=56) e por amigos em 14% dos casos (n=15) (Figura 23).

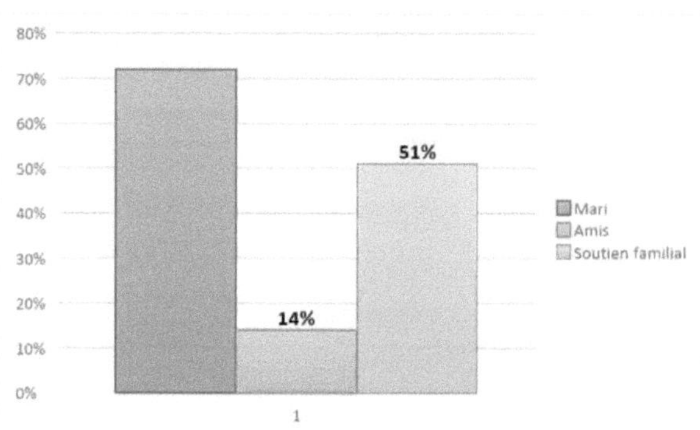

Figura 23: Repartição das mulheres por apoio psicológico recebido de outra pessoa

6 A perceção das mulheres sobre o hospital após o tratamento do seu aborto espontâneo :

35,8% das mulheres têm uma perceção negativa do hospital (Figura 24).

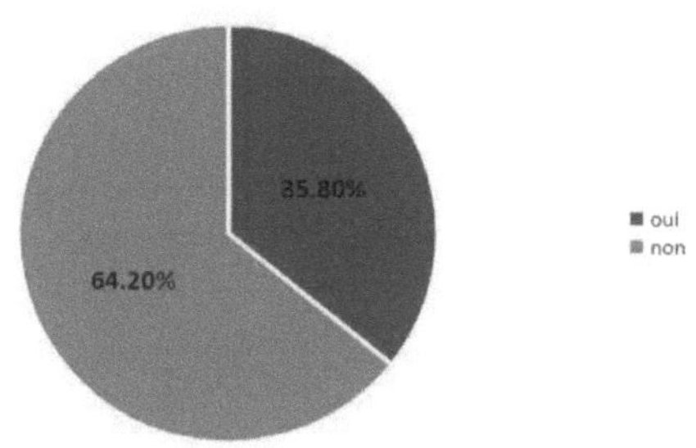

Figura 24: Percepções das mulheres sobre o hospital após o tratamento do seu aborto espontâneo

Estes sentimentos duraram menos de 3 meses para 66,7% das mulheres, entre 3 e 6 meses para 13,9% delas e mais de 6 meses para 19,4% das mulheres (Figura 25).

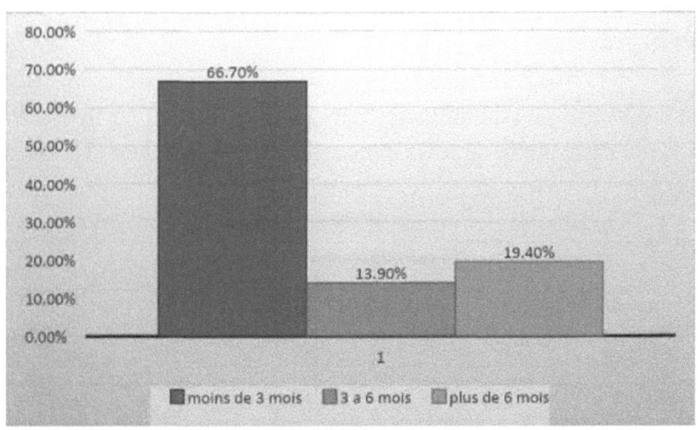

Figura 25: Duração dos sentimentos

7 Impacto psicológico :

7.1 Luto perinatal: Escala de luto perinatal :

Os resultados observados nas 109 mulheres relativamente à Escala de Luto Perinatal são apresentados na Tabela 7. A estatística descritiva, ou seja, os valores mínimos e máximos das pontuações obtidas, bem como a média e o desvio padrão, foram calculados para descrever as três dimensões desta escala. Para uma melhor compreensão dos valores apresentados, importa referir que quanto mais elevados forem os valores, maior é a perceção do luto. A média global obtida foi de 103,57, com um desvio padrão significativo de 27,17, indicando um elevado grau de variação. A análise revela um nível de "Luto agudo" com uma média de 42,58 e um desvio padrão de 11,58. No entanto, para as dimensões "Coping" e "Desesperança", as pontuações foram de 42,15 e 30,43 respetivamente, com uma média inferior à da dimensão "Luto agudo". (Tabela 8)

Tabela 3: Pontuação das mulheres na escala de luto perinatal

Dimensões do luto	Média (DP)	Mínimo	Máximo
Luto agudo	42,15 (11,58)	14	55
Adaptação	30,43 (7,25)	16	46
Desespero	31,06 (10,85)	11	51
Escala de luto total perinatal	103,57 (27,17)	45	152

PGS = Perinatal Grief Scale SD: desvio padrão

Pontuação de PGS grave

Verificou-se que a percentagem de mulheres com pontuação total no SGP $\geq$ 91 foi de 67,9%. Uma pontuação acima deste ponto de corte indica um alto nível de luto (Tabela 9).

Quadro 4: Pontuação PGS em relação ao limiar 91

	Força de trabalho	Percentagem
Pontuação < 91	35	32,1%
Pontuação $\geq$ 91	74	67,9 %
Total	109	100

7.2 Concentração :

Quarenta e cinco vírgula nove por cento das mulheres tiveram ocasionalmente dificuldade em organizar os seus pensamentos e 33,9% não tiveram dificuldade em concentrar-se (Quadro 6).

Quadro 5: Perturbação da concentração sentida pelas mulheres

	Força de trabalho	Percentagem (%)
Sem dificuldades de concentração	37	33,9
Dificuldade ocasional em reunir pensamentos	50	45,9
Dificuldade em concentrar-se e pensar corretamente	22	20,2

8 Impacto físico :

8.1 Dormir :

Mais de metade das mulheres (58,7%) referiu ligeira dificuldade em adormecer após o aborto (Tabela 5).

Quadro 6: Perturbações do sono sentidas

	Força de trabalho	Percentagem (%)
Dormir como de costume	33	30,3
Ligeira dificuldade em adormecer ou sono reduzido	64	58,7
Sono reduzido ou interrompido durante pelo menos 2 horas	11	10,1
Menos de duas ou três horas de sono	1	0,9

8.2 Apetite :

Sessenta e três vírgula três por cento das mulheres referiram uma ligeira diminuição do apetite após o(s) aborto(s) (Quadro 7).

Quadro 7: Alterações do apetite sentidas pelas mulheres

	Força de trabalho	Percentagem (%)
Apetite normal ou aumentado	35	32,1
Ligeira diminuição do apetite	69	63,3
Falta de apetite, comida sem graça	3	2,8
Precisa de ser encorajado a comer	2	1,8

8.3 Infertilidade pós-aborto:

Vinte e três vírgula nove por cento das mulheres (26 mulheres) tinham consultado um médico por infertilidade pós-aborto (Figura 27).

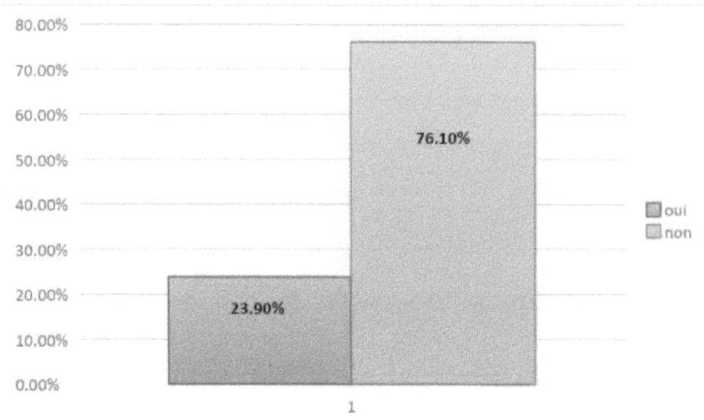

Figura 26: Mulheres consultadas por infertilidade pós-aborto

8.4 Vaginismo :

Quarenta e quatro por cento das mulheres referiram ter tido vaginismo pós-aborto (Figura 26).

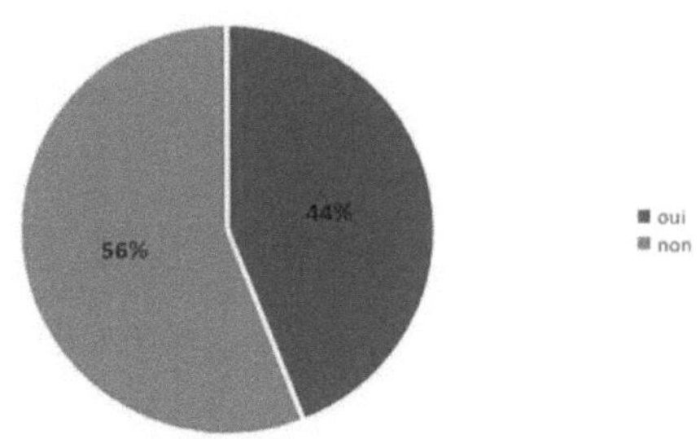

Figura 27: Repartição das mulheres que referem vaginismo pós-aborto

8.5 Outras complicações:

A dor pélvica foi a complicação mais comum após o aborto espontâneo, relatada por 51% das mulheres. 34% das mulheres não tiveram complicações (Figura 28).

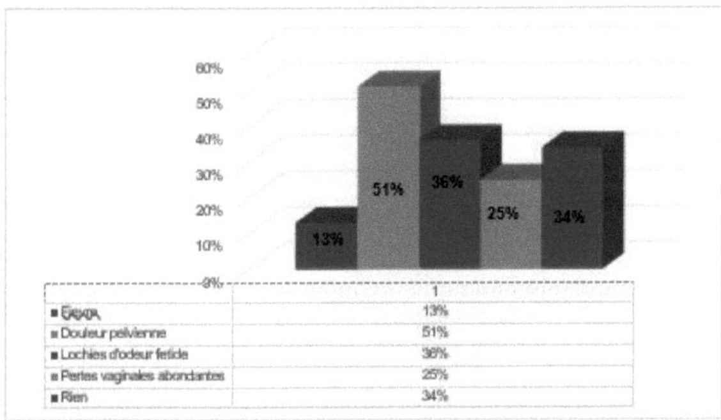

Figura 28: Complicações físicas relatadas pelas mulheres após aborto(s) espontâneo(s)

9 As consequências de um aborto espontâneo para a vida conjugal :

9.1 Reação do marido:

A análise dos resultados mostra que a maioria dos cônjuges foi solidária e compreensiva (80%), enquanto 12% adoptaram uma atitude passiva e retraída em relação às experiências da sua mulher (Tabela 4).

Quadro 8: Reacções dos maridos às experiências das suas mulheres

Reação do marido	Força de trabalho	Percentagem (%)
Emocionalmente afetado e triste	59	54
Expressão de sentimentos de culpa	3	3
Apoio e compreensão	87	80
Passivo e retraído	13	12

9.2 O impacto do aborto espontâneo na relação da mulher com o seu parceiro :

Na maioria dos casos, ou seja, 78,9%, as mulheres afirmaram que não houve qualquer alteração na sua relação com os seus parceiros. No entanto, 6,4% das mulheres referiram que a sua relação conjugal se tinha deteriorado após o aborto espontâneo (Figura 29).

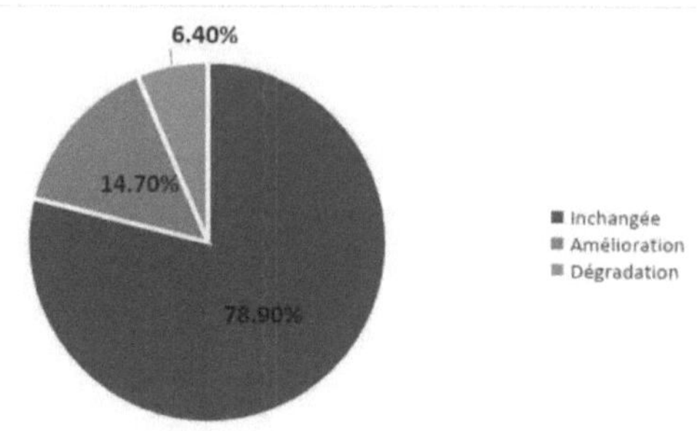

Figura 29: Impacto do aborto espontâneo na relação da mulher com o seu parceiro

9.3 Impacto do aborto espontâneo na vida sexual da mulher :

Para além disso, as relações íntimas foram influenciadas por este acontecimento. Seis mulheres referiram que recusaram ter relações sexuais desde o aborto (Figura 30).

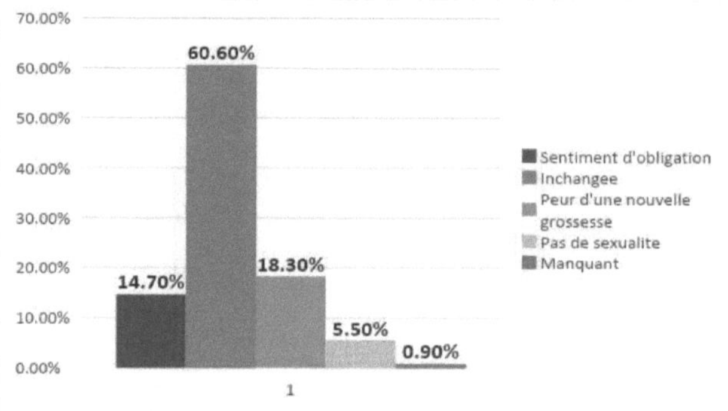

Figura 30: Impacto do aborto espontâneo na vida sexual da mulher

II. Parte analítica :

1 A distribuição da pontuação total do PGS em função de determinadas variáveis sócio-demográficas :

Verificou-se uma diferença estatisticamente significativa entre os valores médios da pontuação total do SPG no que respeita à variável "origem" (P= 0,029 < 0,05).

Tabela 9: Distribuição da pontuação total do PGS de acordo com determinadas variáveis sociodemográficas

		N	Média	Desvio padrão	Teste	Significado estatístico Valor de P
	Idade					
Pontuação de PGS	18 - 24	8	121,25	14,01	χ2= 2,19	0,334
	25 - 34	60	101,23	28,51		
	>=35	41	103,53	26,26		
	Origem Urbano	69	99,22	27,05	Z= -2,188	0,029*
	Rural	39	110,64	26,22		
	Estatuto profissional Não	84	101,49	27,88	Z=-1,405	0,160
	Sim	25	110,56	26,85		

PGS = Perinatal Grief Scale (Escala de Luto Perinatal) ;

* : significativo p < 0,05 ;

Z = teste U de Mann-Whitney; χ2= teste de Kruskal Wallis ;

2   A distribuição da pontuação total do PGS em função de determinadas variáveis médicas e obstétricas :

A tabela abaixo mostra que foi encontrada uma diferença estatisticamente significativa entre os valores médios das pontuações totais no PGS em termos do número de abortos espontâneos (P = 0,020 =< 0,05).

Tabela 10: Distribuição da pontuação total do PGS em função de determinadas variáveis médicas e obstétricas

		N	Média	Desvio padrão	Teste	Significado estatístico Valor de P
Pontuação SPG	ATCD MP Sim Não	23 86	103,09 103,70	31,33 26,15	Z= -,048	0,961
	Problemas de fertilidade Sim Não	29 80	107,38 102,19	26,32 27,51	Z= -,960	0,337
	Filho vivo Sim	17	103,14	27,60	Z= -,413	0,679
	Não	92	105,88	25,36		
	Número de CF1[2-3] >3	61 37 10	96,74 112,97 111,20	28,40 23,54 22,70	χ2= 7,82	0,020*
	Tipo de gravidez perdida Espontânea Induzido	103 6	103,37 106,83	27,09 31,07	Z= -,292	0,770

PGS = Perinatal Grief Scale (Escala de Luto Perinatal) ;

* : significativo p < 0,05 ;

Z = teste U de Mann-Whitney; χ2= teste de Kruskal Wallis; DP = antecedentes médicos pessoais

A Tabela 12 mostra as pontuações médias do luto perinatal em função do tempo decorrido desde o aborto. O teste não paramétrico de Kruskal-Wallis não revelou diferenças significativas nas pontuações médias em função do tempo decorrido desde o aborto (χ2= 0,48), p = .922).

Quadro 11: Tempo decorrido desde o aborto

	Tempo desde o aborto				Qui-quadrado2	ddl	p
	0-6 meses	7-12 meses	1-2 anos	>2 anos			
Pontuação do luto perinatal	107,67	105,21	103,29	102,61	0,48	3	0,922

χ2= Teste de Kruskal Wallis

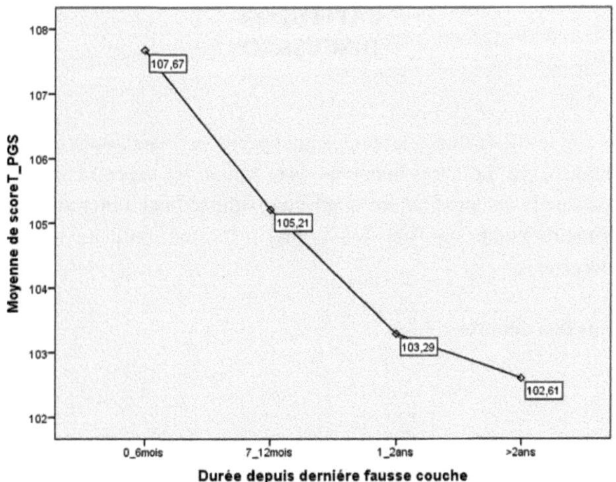

Figura 31: Alterações nas pontuações médias do luto perinatal em função do tempo decorrido desde o aborto

CAPÍTULO 4
DISCUSSÃO

O objetivo deste estudo foi avaliar o luto após uma perda perinatal, mais especificamente após um aborto espontâneo, em mulheres tunisinas. Este estudo foi específico para o luto perinatal de uma forma retrospetiva e constitui um contributo valioso para a literatura sobre o luto, uma vez que foi o primeiro estudo na Tunísia a avaliar o luto em mulheres que sofreram um ou mais abortos espontâneos.

1 Características dos doentes :

1.1 Idade :

Foram entrevistadas 109 mulheres de nacionalidade tunisina, todas elas incluídas nesta análise. Na altura da entrevista, as participantes tinham idades compreendidas entre os 18 e os 58 anos. Neste estudo, a maior prevalência de aborto espontâneo registou-se entre as mulheres com idades compreendidas entre os 25 e os 35 anos (55%). Estes valores são parcialmente consistentes com um estudo realizado na Arábia Saudita, que teve como objetivo estimar a prevalência e a idade materna, bem como outros factores de risco para o aborto espontâneo entre as mulheres sudanesas. Os resultados deste estudo mostraram que a maior prevalência de aborto espontâneo se registou entre as mulheres com idades compreendidas entre os 25 e os 34 anos (58,6%). A prevalência mais baixa registou-se entre as mulheres com menos de 20 anos (2,4%) (20). Além disso, está estabelecido que a idade materna avançada é um importante fator de risco para o aborto espontâneo: o risco de aborto espontâneo aumenta a partir dos 30 anos, atingindo 53% quando a idade da mulher é igual ou superior a 45 anos(21). No entanto, o nosso estudo não examinou especificamente as mulheres com mais de 35 anos separadamente, mas a elevada prevalência entre as mulheres com idades compreendidas entre os 25 e os 35 anos está de acordo com as tendências observadas noutros locais.

2 Saúde e estilo de vida :

2.1 IMC :

O índice de massa corporal (IMC) é calculado dividindo o peso em quilogramas pelo quadrado da altura em metros. As categorias de IMC utilizadas nesta análise são as seguintes 18,5 a 24,9 (peso normal), 25,0 a 29,9 (excesso de peso) e 30,0 ou mais (obesidade) (22). Estas categorias são definidas pela Organização Mundial de Saúde e pelo Instituto Nacional de Saúde dos Estados Unidos(23) . A obesidade tem um impacto importante na fertilidade feminina, facto que foi demonstrado na literatura. De facto, existe uma diferença observada na perda de gravidez entre as mulheres obesas e a população em geral. (Boots & Stephenson, 2011) (Metwally et al., 2010) (24). Os resultados deste estudo indicam que a maioria (43,1%) das mulheres que sofreram um aborto espontâneo tinha excesso de peso, com um IMC entre 25 e 30. O risco de aborto espontâneo entre as mulheres com um IMC mais elevado (excesso de peso) neste estudo está em consonância com estudos anteriores realizados no Nepal em 2020 (25), em Londres (26), no Sheffield Hospital no Reino Unido (27) e no norte de Inglaterra (30).

2.2 Álcool e tabaco :

Neste estudo, todas as nossas mulheres não eram alcoólicas nem fumadoras, o que pode ser explicado por factores socioculturais e religiosos. Um estudo realizado na Dinamarca em 2023 não mostrou associação entre o consumo excessivo de álcool e o risco de aborto espontâneo no primeiro ou no segundo trimestre (28). No entanto, uma investigação realizada no estado do Tennessee (Estados Unidos) em 2019 revelou uma associação entre a exposição ao álcool e um aumento dependente da dose no risco de aborto espontâneo. Além disso, uma revisão sistemática destacou que o consumo excessivo de álcool durante o primeiro trimestre da gravidez está ligado a uma maior probabilidade de aborto espontâneo (29). No que diz respeito ao tabagismo, um estudo anterior mostrou que o risco de aborto espontâneo em mulheres com idades entre os 25 e os 29 anos não estava associado à exposição ao fumo do tabaco, ao passo que todos os outros grupos etários apresentavam um risco acrescido na presença de tabagismo ativo (30). No entanto, outros estudos confirmam que o tabagismo é um importante fator de risco modificável para o aborto espontâneo, com um risco acrescido especialmente quando ocorre durante a gravidez. Este risco aumenta com a quantidade de tabaco consumido, com um aumento do risco relativo de 1% por cada cigarro fumado por dia {Citation}.

2.3 Sinais que levaram a mulher a consultar :

Os nossos resultados mostram que as mulheres têm sensações corporais sugestivas de um aborto espontâneo precoce. Os principais sinais são a hemorragia (81%), que pode ser ligeira (31%) ou intensa (50%), e a dor pélvica. Este estudo está de acordo com outro estudo realizado em França em 2014 por Camille (31), que mostra que os três principais sinais sugestivos de aborto espontâneo são a hemorragia, a dor pélvica e a diminuição dos sinais de gravidez. No entanto, não é necessariamente a presença destes sinais que leva as mulheres a procurar aconselhamento médico (28%). Este facto está de acordo com outros estudos, como os de Limbo, Glasser e Sundaram (2014), que mostraram que é a intuição das mulheres que as alerta para possíveis sinais de aborto espontâneo (32).

3 Utilização de apoio psicológico :

Os resultados mostram que um número significativo de mulheres (77,1%) procura apoio psicológico junto das pessoas que as rodeiam (família, amigos). Neste contexto, um outro estudo de Séjourné et al. mostrou que é importante que as mulheres vejam as suas experiências validadas pelas pessoas que as rodeiam para resolver e integrar a perda (31). Por outro lado, o estudo de Camille qu'mostrou que as pessoas que as rodeiam nem sempre estão conscientes da perda, porque as mulheres têm dificuldade em lidar com as suas reacções, que são na maior parte das vezes indiferentes e estranhas. Esta diferença pode ser explicada por variações culturais. Nalgumas culturas, desde o dia do casamento, toda a comitiva aguarda a chegada do "príncipe herdeiro" (31).

4 Má impressão do hospital:

A análise dos resultados mostra que alguns pais notaram uma falta de empatia e uma minimização, ou mesmo um não reconhecimento, da sua perda por parte dos profissionais de saúde dos serviços de urgência, o que lhes deu a impressão de que a sua situação não foi levada a sério (35,8%). (33) Neste contexto, um estudo canadiano realizado em 2021 por Emond Tina mostrou que as atitudes e os comportamentos dos profissionais e os comentários e comportamentos dos profissionais de saúde contribuem para as emoções negativas sentidas pelos pais.

5 Repercussões psicológicas do aborto espontâneo

5.1 Luto perinatal: A escala de luto perinatal

Um aspeto importante do SGP é a sua capacidade de distinguir entre as mulheres que estão a passar por um processo de luto típico e aquelas que podem ser propensas a consequências mais graves na sequência da sua perda. Um processo de luto normal é caracterizado por pontuações mais baixas de luto agudo e p o n t u a ç õ e s mais altas de enfrentamento e desesperança (34). No presente estudo, encontrámos uma pontuação média de luto agudo mais elevada do que as pontuações médias de desesperança e de ajustamento, com uma pontuação total média de 103,57, indicando que os nossos participantes tiveram um processo de luto grave. Estes resultados estão em contradição com os de outro estudo tailandês, que concluiu que as pontuações médias do luto agudo eram mais baixas do que as pontuações médias do coping e da desesperança (35).

5.2 Luto perinatal elevado (PGS) ≥ 91 :

A população do estudo foi constituída por 109 mulheres, das quais mais de metade (67,9%) apresentava um luto elevado no momento da entrevista, com uma pontuação maior ou igual ao ponto de corte de 91. Um estudo realizado com mulheres com perda de gravidez na Turquia, independentemente da duração da gravidez, verificou que 55,7% das mulheres com perda de gravidez apresentavam pontuações de luto perinatal (PGS) ≥ 91 imediatamente após a perda (T0). Esta percentagem diminuiu para 21,1% ao terceiro mês (T1), 3,5% ao sexto mês (T2) e manteve-se nos 3,5% um ano após a alta (T3) (36).

5.3 Concentração :

A análise dos nossos resultados mostrou que o aborto espontâneo precoce tem repercussões psicológicas. Um número significativo de mulheres (66,1%) referiu dificuldades de concentração de intensidade variável após o aborto. Os nossos resultados estão de acordo com os dados recolhidos noutros estudos, que mostraram claramente que o luto perinatal também coloca os pais em risco de desenvolver problemas psicológicos ou somáticos, como a negação parcial da realidade, a incapacidade de concentração e problemas de memória (37).

6 Consequências físicas do aborto :

A análise dos dados mostra que um aborto espontâneo precoce pode provocar uma série de perturbações físicas.

6.1 Sono e apetite :

No que diz respeito às perturbações do sono, 69,7% das mulheres em luto sofreram de perturbações do sono (dificuldade em adormecer e/ou diminuição do sono). Além disso, 63,3% das mulheres referiram uma diminuição do apetite. Estes são os impactos físicos deste tipo de luto. As consequências físicas como as perturbações do sono, a falta de apetite, a fadiga, a sensação de asfixia e a dor no peito estão amplamente documentadas na literatura científica e foram observadas em alguns pais após a perda de um filho(38) (39). Estes resultados estão também em consonância com um outro estudo qualitativo mais recente realizado no Quebeque por Aissatou Djiba, que mostrou que os inquiridos experimentaram numerosas dificuldades que afectaram várias dimensões da sua saúde física e psicológica durante as várias fases do processo de luto. No plano físico, alguns inquiridos sentiram dificuldades como a fadiga crónica e perturbações do sono (40).

6.2 Infertilidade pós-aborto:

A infertilidade pós-abortiva é geralmente observada em mulheres que já eram inférteis antes do aborto espontâneo. Das 26,6% das mulheres do nosso estudo seguidas por infertilidade, 23,9% foram consultadas por infertilidade pós-abortiva. Estes resultados estão de acordo com um outro estudo efectuado em Atenas por Anastasia Tzonou et al, que mostrou que as mulheres que tinham desenvolvido infertilidade secundária já eram subférteis e tinham uma maior frequência de aborto espontâneo (41).

6.3 Vaginismo :

Este estudo revela que um número significativo de mulheres em luto relatou ter desenvolvido vaginismo pós-aborto (44%). Este facto pode ser explicado, em parte, por sentimentos de medo relacionados com outra gravidez ou aborto espontâneo. Uma possível explicação para a associação entre o vaginismo e as perturbações psicológicas vividas pelas mulheres da nossa população é que o vaginismo pode ser uma manifestação física do sofrimento emocional vivido durante o luto perinatal. As mulheres enlutadas podem sentir grande ansiedade, medo e sentimentos de impotência após um aborto espontâneo, o que pode contribuir para o desenvolvimento do vaginismo. O vaginismo pode ser a reação protetora do corpo a estas emoções negativas, em que os músculos vaginais se contraem involuntariamente em resposta ao medo ou à ansiedade, tornando as relações sexuais dolorosas ou mesmo impossíveis. Assim, o luto elevado e as perturbações psicológicas associadas podem criar um círculo vicioso em que o vaginismo agrava o sofrimento emocional, que por sua vez pode reforçar o vaginismo. No entanto, a literatura sobre este assunto é escassa, e existe um grande interesse em explorar melhor esta associação.

7 As consequências de um aborto espontâneo para a vida conjugal

7.1 Relação com o marido :

A análise dos dados mostra que os abortos espontâneos podem ter um impacto variável nos casais, sendo que 21,1% das mulheres referem uma deterioração da relação com o companheiro após o acontecimento. De facto, a diferença de intensidade das reacções de luto das mães e dos pais pode, por vezes, ter repercussões significativas na vida familiar e nas relações de casal dos pais em luto (42) (Lang et al., 2011; Lang et al., 1996; Mekosh-Rosenbaum & Lasker, 1995; Zeanah et al., 1995). Um estudo realizado com 185 mulheres durante o primeiro ano após uma perda perinatal revelou que 32% delas notaram uma deterioração das suas relações interpessoais e 39% reconheceram dificuldades relacionadas com a sua intimidade conjugal (Swanson et al., 2003) (40).

No entanto, algumas das mulheres deste estudo sentiram que, apesar deste acontecimento difícil, a sua relação com o parceiro tinha melhorado e referiram que os seus maridos se tinham tornado mais ternos, compreensivos e solidários (14,7%). Este resultado é consistente com outro estudo de Francine De Montigny, et al, que mostrou que um número significativo de mulheres referiu que a sua relação se tinha tornado mais próxima e mais solidária após uma perda perinatal. Vários outros investigadores também sugeriram que os muitos desafios enfrentados pelos pais em luto podem, em alguns casos, ter uma influência positiva na sua relação (40).

7.2 Sexualidade:

No que respeita ao sentimento ou à experiência das relações íntimas após o aborto espontâneo, o nosso estudo revelou que a maioria das participantes (60,6%) não notou qualquer alteração. No entanto, algumas mulheres referiram um impacto negativo na sua sexualidade, manifestado por um sentimento de obrigação (14,7%) e medo de outra gravidez (18,3%). Outros estudos verificaram que a distância nas relações interpessoais e sexuais estava associada a uma maior perturbação emocional nas mulheres, incluindo estados de humor mais depressivos, ansiosos, confusos e zangados. Como já sugerido por Speraw (43) (44), Beutel et al (45) e outros (46) (47). Para além disso, Séjourné e Call afirmam que 51%

das mulheres sentem ansiedade em relação a futuras gravidezes, bem como um impacto negativo no casal e na sua sexualidade (3).

Parte analítica :

1. O luto perinatal em função da idade :

Este estudo não encontrou diferenças significativas na pontuação média do SGP de acordo com a idade. Tanto as mulheres mais jovens como as mais velhas obtiveram resultados semelhantes. Por outro lado, um estudo realizado na Turquia em 2022 revelou que a variável idade teve um efeito significativo na pontuação total mediana do SGP após a perda. O escore SGP total de mulheres com idade entre 20 e 29 anos foi maior do que o de outras faixas etárias. (36). Da mesma forma, Robert et al. enfatizaram que a idade materna é um importante preditor de tristeza, destacando uma relação negativa entre a idade materna e a tristeza perinatal(48).

2. O luto perinatal em função da paridade :

No nosso inquérito, verificámos que um número significativo de mulheres (57,8%) tinha uma paridade entre 2 e 4, o que pode ser um fator de risco para o aborto espontâneo. Um estudo recente publicado na revista BMC Pregnancy and Childbirth confirma que o número de abortos espontâneos por mulher aumenta com a paridade. Em geral, as mulheres com maior paridade são também mais velhas do que aquelas com menor paridade, o que pode explicar esta correlação (49). Do ponto de vista da associação entre sintomas psicológicos, luto perinatal e paridade, é de salientar que os factores associados ao luto perinatal não foram estudados na nossa análise. A análise dos dados mostra que a posse anterior de um filho parece reduzir ligeiramente a intensidade do luto nas mulheres que sofreram um aborto espontâneo. No entanto, o teste não-paramétrico de Mann-Whitney não revelou qualquer diferença significativa na pontuação média da SPG de acordo com a paridade ($Z = -0,413$, $p = 0,679$). É importante notar que o facto de não ter filhos vivos tem sido consistentemente associado a níveis mais elevados de sintomas depressivos, ansiedade e luto (6) (50) (51). Neugebauer et al. referiram que o aumento da paridade parece proteger contra a depressão (6). Relativamente à perturbação depressiva major após um aborto espontâneo, o risco relativo foi consideravelmente mais elevado nas mulheres sem filhos (RR = 5,0; IC 95%: 1,7 a 14,4) do que nas mulheres com filhos (RR = 1,3; IC 95%: 0,5 a 3,5). (50). Esta observação está de acordo com outros estudos realizados em França, que mostraram que a experiência deste acontecimento é menos traumática em função da paridade e da ausência de uma história de aborto espontâneo (31).

3. Alterações nas pontuações de luto perinatal ao longo do tempo Após um aborto espontâneo :

No nosso estudo, examinámos as pontuações médias do luto perinatal em função do tempo decorrido desde o aborto. Os resultados mostraram que a média da pontuação total foi de 107,67 para as mulheres entre os 0 e os 6 meses após o aborto, depois caiu ligeiramente para 105,21 para as que tinham entre 7 e 12 meses, para 103,29 para as que tinham entre 1 e 2 anos e, finalmente, para 102,61 para as que tinham mais de 2 anos após o aborto. No entanto, o teste de Kruskal-Wallis não revelou diferença significativa na média dos escores de acordo com o tempo decorrido desde o aborto ($\chi2= 0,48$, p = 0,922). Estes resultados sugerem que, embora a pontuação média diminua ligeiramente ao longo do tempo, esta diminuição não é estatisticamente significativa. Os níveis de luto em mulheres que sofreram perda de gravidez têm sido relatados na literatura (52) (53) (54) (5) (55). Verificámos que os nossos resultados não estão de acordo com os encontrados pela maioria dos estudos que têm demonstrado que as mulheres experimentam diferentes níveis de luto imediatamente após uma perda perinatal, e que este luto tende a diminuir progressivamente ao longo do tempo(52) (54) (5) (56). Num estudo qualitativo, Avelin et al. referiram que, após a perda de um bebé, os casais diziam que ainda choravam e sentiam dores físicas no terceiro mês após a perda. No entanto, um ano depois, sentiam-se mais fortes (57). Em contraste com estes resultados, no nosso estudo verificámos que as mulheres tinham uma pontuação média de 105,21 mesmo um ano após a perda e de 103,29 dois anos depois, indicando que o luto persistiu durante um período mais longo para algumas mulheres.

PONTOS FORTES E LIMITAÇÕES DO ESTUDO

Neste capítulo, os resultados obtidos são examinados em maior pormenor e discutidos no contexto da literatura científica. Este capítulo também discute os pontos fortes e as limitações do estudo. Finalmente, na última secção, são discutidas recomendações para a prática clínica, a formação e a investigação, bem como uma conclusão.

1 Pontos fortes do estudo :

O nosso estudo inclui uma amostra de 109 mulheres, o que fornece uma base sólida para uma análise estatística robusta e permite potenciais generalizações a uma população mais alargada. Esta dimensão da amostra reduz o enviesamento e reforça a fiabilidade das conclusões. Além disso, a consistência de alguns dos nossos resultados com os da literatura existente reforça a validade das nossas observações e a sua relevância no contexto mais alargado da investigação sobre o aborto espontâneo e os seus impactos. O nosso estudo é o primeiro a avaliar os níveis de luto entre as mulheres que sofreram um aborto espontâneo na Tunísia, descrevendo simultaneamente as consequências psicológicas, físicas e relacionais deste acontecimento. Esta abordagem holística realça o impacto global do aborto espontâneo nas mulheres tunisinas, acrescentando um valor significativo à literatura existente e abrindo caminho para futuras investigações.Utilizámos uma Escala de Luto Perinatal (EGP), validada e amplamente utilizada na literatura sobre o luto perinatal. A utilização deste instrumento aumenta a fiabilidade dos nossos resultados, permitindo comparações sólidas com outros estudos neste domínio.

2 Limitações do estudo :

Incluímos todas as mulheres que tinham sofrido um aborto espontâneo, independentemente do período de tempo decorrido desde o evento. Consequentemente, as mulheres podem ter dificuldade em recordar com exatidão os pormenores do seu aborto espontâneo, o que pode afetar a fiabilidade dos dados recolhidos ao introduzir um viés de recordação. As participantes podem ter tendência para dar respostas que considerem socialmente aceitáveis ou esperadas, em vez de descreverem com exatidão a sua experiência e sentimentos reais. Este viés de desejabilidade social pode distorcer os resultados, sobrestimando os impactos positivos ou minimizando os negativos. A amostra foi constituída por mulheres do mesmo estabelecimento de saúde (estudo uni-cêntrico), pelo que os resultados podem não ser generalizáveis a toda a população feminina tunisina. Como o estudo se baseia em dados transversais, não nos permite monitorizar as alterações do impacto psicológico e físico do aborto espontâneo a longo prazo. Seria necessário um estudo longitudinal para observar estas alterações ao longo do tempo. Utilizámos um método de amostragem de conveniência não probabilístico. Este método pode introduzir um viés de seleção e limitar a generalização dos resultados a uma população mais vasta.

RECOMENDAÇÕES

Os resultados deste estudo permitir-nos-ão fazer recomendações relevantes para a prática, a investigação e a formação.

1 Recomendações para a prática clínica :

1.Educar os profissionais de saúde, incluindo ginecologistas, parteiras e psicólogos, sobre as consequências psicológicas e físicas do aborto espontâneo.

2.Sensibilizar o pessoal médico para os sinais de luto e sofrimento psicológico nas mulheres que sofreram um aborto espontâneo, de modo a poderem prestar o apoio adequado.

3.Formar o pessoal sobre os factores de risco que predispõem à morbilidade psicológica, tais como antecedentes de doença psiquiátrica, ausência de filhos, falta de apoio social, má adaptação conjugal, perda de gravidez anterior e ambivalência em relação ao feto.

4.Os prestadores de cuidados têm de estar conscientes do possível efeito moderador das práticas clínicas, como o tratamento cirúrgico e os resultados da ecografia, no impacto psicológico do aborto espontâneo.

5.A mulher que sofre um aborto espontâneo deve receber informação adequada sobre a causa (quando existe essa informação) e sobre as implicações do aborto espontâneo para as hipóteses futuras de conceção e de um parto bem sucedido. Também é necessário tranquilizá-la. A mulher deve ser informada dos possíveis sintomas físicos que pode sentir nas semanas que se seguem ao aborto, bem como dos potenciais sintomas psicológicos, como o luto, a depressão e a ansiedade que se podem seguir.

6.Incluir uma avaliação sistemática da saúde mental nos cuidados pós-matrimónio, utilizando ferramentas validadas como a Perinatal Grief Scale (PGS).

7.Oferecer apoio psicológico e serviços de aconselhamento desde o momento do diagnóstico do aborto e durante o acompanhamento pós-abortamento, para ajudar as mulheres a gerir o seu luto e prevenir complicações a longo prazo.

8.Incentivar a realização de consultas conjuntas em que ambos os parceiros possam exprimir os seus sentimentos e preocupações. Isto ajuda a reforçar a comunicação e o apoio mútuo.

9.Oferecer sessões de terapia de casal para casais com dificuldades na sua relação após um aborto espontâneo, com o objetivo de prevenir tensões e melhorar a relação conjugal.

10. Fornecer informações sobre os recursos comunitários disponíveis, tais como linhas de apoio, associações de apoio e fóruns em linha.

11. Desenvolver brochuras educativas e seminários que expliquem as diferentes fases do luto perinatal e ofereçam estratégias para lidar com os desafios emocionais e relacionais.

2 Recomendações para a investigação :

Dada a falta de estudos específicos sobre o aborto espontâneo no nosso país, e sobre as experiências e necessidades das mulheres e suas famílias neste contexto, sugerimos as seguintes direcções de investigação:

➤ Realizar estudos qualitativos aprofundados para explorar as experiências das mulheres tunisinas após um aborto espontâneo, centrando-se nas suas necessidades, preocupações e recursos disponíveis.

➤ Realização de estudos longitudinais para acompanhar a evolução do luto perinatal nas mulheres tunisinas ao longo do tempo, examinando os factores de risco e de proteção associados à adaptação psicológica.

➤ Examinar o papel dos membros da família, incluindo parceiros e familiares, no processo de luto das mulheres após um aborto espontâneo. Isto permitir-nos-á compreender melhor a dinâmica familiar e desenvolver intervenções centradas na família.

➤ Explorar as experiências dos pais após um aborto espontâneo e as suas necessidades de apoio. É essencial incluir as perspectivas dos pais na investigação e desenvolver intervenções que respondam às suas necessidades específicas.

➤ Avaliar a eficácia de diferentes formas de apoio, incluindo apoio individual, programas educativos e intervenções em linha, para mulheres e famílias afectadas por um aborto espontâneo.

➤ Desenvolver e avaliar intervenções especificamente adaptadas ao contexto cultural tunisino, tendo em conta as crenças, as normas sociais e as tradições locais.

3 Recomendação de formação :

Em resposta às lacunas identificadas nos estudos relativos à falta de conhecimentos e de formação dos profissionais de saúde no tratamento das mulheres que sofreram um aborto espontâneo, bem como à insuficiente ênfase dada aos cuidados emocionais, propomos as seguintes recomendações para a formação inicial e contínua.

Formação inicial :

• Integração de módulos sobre o aborto espontâneo e o luto perinatal:

Incluir módulos dedicados ao aborto espontâneo, ao luto perinatal e ao impacto psicológico destes acontecimentos nos programas de formação inicial dos profissionais de saúde, nomeadamente nos cursos de medicina, obstetrícia, psicologia e aconselhamento.

• Formação em comunicação empática :

Oferecer formação específica em comunicação empática e na relação de ajuda para permitir que os futuros profissionais de saúde interajam de forma sensível e compassiva com as mulheres e as famílias afectadas pelo aborto espontâneo.

Formação contínua :

• Workshops e seminários sobre a gestão dos abortos espontâneos:

Organização de workshops e seminários regulares para profissionais de saúde, a fim de melhorar as suas competências no tratamento global de mulheres que sofreram um aborto espontâneo, com especial incidência nos aspectos emocionais e relacionais.

• Partilhar as melhores práticas e a investigação recente:

Facilitar a partilha das melhores práticas e da investigação recente no domínio da gestão do aborto espontâneo através de conferências, publicações e plataformas em linha dedicadas à formação contínua.

CONCLUSÃO

O aborto espontâneo é a complicação mais comum da gravidez, afectando uma em cada quatro mulheres (58). Mesmo que o aborto espontâneo ocorra muito cedo e a gravidez ainda não fosse visível, para muitas mulheres representa a perda de um futuro bebé e de todos os planos que tinham para o futuro. É neste contexto que o nosso estudo avaliou o nível de luto perinatal e estudou as consequências físicas e psicológicas do aborto espontâneo para as mulheres tunisinas. A perda de uma gravidez é uma experiência traumática que pode levar a um luto profundo e duradouro, como indicado pelos elevados valores de luto perinatal e pelas dificuldades cognitivas relatadas pelas mulheres. Os nossos resultados sublinham assim a importância crucial dos cuidados psicológicos prestados às mulheres em luto após um aborto espontâneo. Os profissionais de saúde, incluindo as parteiras, desempenham um papel fundamental no apoio às mulheres que sofreram um aborto espontâneo. Devem ter formação para reconhecer e avaliar os sinais de sofrimento psicológico nas mulheres em luto, oferecer apoio emocional adequado e encaminhar as pacientes para serviços especializados de saúde mental, se necessário. Também é essencial facilitar grupos de apoio e recursos educativos para ajudar as mulheres a navegar pelo seu luto, bem como promover uma comunicação aberta e empática, garantindo que as mulheres se sintam ouvidas e apoiadas durante este período difícil. Em conclusão, uma abordagem holística que integre os cuidados psicológicos e físicos é essencial para ajudar as mulheres a ultrapassar o luto associado a um aborto espontâneo. Os profissionais de saúde, e as parteiras em particular, estão na linha da frente na prestação deste apoio crucial.

REFERÊNCIAS

1. bfs.admin.ch/bfs/en/home/statistics/catalogues-banks-data/definitions.assetdetail.5936332.htm [Internet]. [citado em 22 de maio de 2024]. Disponível em: https://www.bfs.admin.ch/bfs/fr/home/statistiques/catalogues-banques-%20data/definitions.assetdetail.5936332.htm

2. Métodos de gestão do aborto espontâneo: uma meta-análise em rede - Ghosh, J - 2021 | Biblioteca Cochrane [Internet]. [citado 22 de maio de 2024]. Disponível em: https://www.cochranelibrary.com/cdsr/doi/10.1002/14651858.CD012602.pub2/full/fr

3. Séjourné N, Callahan S, Chabrol H. L'impact psychologique de la fausse couche : revue de travaux. Journal of Gynaecology Obstetrics and Reproductive Biology. 1 de setembro de 2008;37(5):435-40.

4. The Lancet - 2021 - Miscarriage worldwide reform of care is needed.pdf [Internet]. [citado 22 de maio de 2024]. Disponível em: https://www.thelancet.com/pdfs/journals/lancet/PIIS0140- 6736(21)00954-5.pdf

5. deMontigny F, Verdon C, Meunier S, Dubeau D. Women's persistent depressive and perinatal grief symptoms following a miscarriage: the role of childlessness and satisfaction with healthcare services. Arch Womens Ment Health. 2017;20(5):655-62.

6. Neugebauer R, Kline J, O'Connor P, Shrout P, Johnson J, Skodol A, et al. Determinants of depressive symptoms in the early weeks after miscarriage. Am J Public Health. outubro de 1992;82(10):1332-9.

7. Romano H, Aurore A, Chollet-Xemard C, Marty J. Psychological issues of perinatal death in prehospital emergency medicine (Questões psicológicas da morte perinatal na medicina de emergência pré-hospitalar). Ann Fr Med Urgence. 1 de março de 2011;1(2):123-30.

8. Romano H, Aurore A, Chollet-Xémard C, Marty J. Psychological issues of perinatal death in prehospital emergency medicine. Annales françaises de médecine d'urgence. 1 de março de 2011;1:123-30.

9. Kersting A, Wagner B. Complicated grief after perinatal loss (Luto complicado após perda perinatal). Dialogues in Clinical Neuroscience (Diálogos em Neurociência Clínica). 30 de junho de 2012;14(2):187-94.

10. Brier N. Grief Following Miscarriage: A Comprehensive Review of the Literature. Journal of Women's Health. abril de 2008;17(3):451-64.

11. Lok IH, Yip ASK, Lee DTS, Sahota D, Chung TKH. A 1-year longitudinal study of psychological morbidity after miscarriage. Fertil Steril. abril de 2010;93(6):1966-75.

12. Beutel M, Deckardt R, von Rad M, Weiner H. Grief and depression after miscarriage: their separation, antecedents, and course. Psychosom Med. 1995;57(6):517-26.

13. Perda pré-natal anterior como preditor de depressão e ansiedade perinatais - PubMed [Internet]. [cited 22 May 2024]. Disponível em: https://pubmed.ncbi.nlm.nih.gov/21372060/

14. BHUGRA D, BECKER MA. Migração, luto cultural e identidade cultural. World Psychiatry. Fev. 2005;4(1):18-24.

15. Hollins Martin C. Bereavement Care for Childbearing Women and their Families [Cuidados no luto para mulheres grávidas e suas famílias]: Um livro de exercícios interativo. Bereavement Care for Childbearing Women and their Families (Cuidados com o luto para mulheres grávidas e suas famílias): An Interactive Workbook. 2013.

16. Murray JA, Terry DJ, Vance JC, Battistutta D, Connolly Y. Effects of a program of intervention on parental distress following infant death (Efeitos de um programa de intervenção na angústia dos pais após a morte do bebé). Death Stud. junho de 2000;24(4):275-305.

17. Toedter LJ, Lasker JN, Alhadeff JM. The Perinatal Grief Scale: desenvolvimento e validação inicial. Am J Orthopsychiatry. julho de 1988;58(3):435-49.

18. Toedter LJ, Lasker JN, Alhadeff JM. Perinatal Grief Scale [Internet]. 2011 [citado 22 de maio de 2024]. Disponível em: https://doi.apa.org/doi/10.1037/t04871-000

19. Perinatal Grief Scale, Scoring and Translations [Internet]. 2018 [citado 22 de maio de 2024]. Disponível em: https://judithlasker.com/perinatal-grief-scale/

20. Hassan BA, Elmugabil A, Alhabrdi NA, Ahmed ABA, Rayis DA, Adam I. Maternal age and miscarriage: Uma curva de associação única no Sudão. Jornal Africano de Saúde Reprodutiva. 16 de agosto de 2022;26(7):15-21.

21. Chou B. The Johns Hopkins Manual of Gynecology and Obstetrics (Manual de Ginecologia e Obstetrícia da Johns Hopkins). 6ª edição. Philadelphia: LWW; 2020. 856 p.

22. Gilmore J. Body mass index and health (Índice de massa corporal e saúde).

23. Physical status: the use of and interpretation of anthropometry, relatório de um comité de peritos da OMS [Internet]. [citado 22 de maio de 2024]. Disponível em: https://www.who.int/publications- detail-redirect/9241208546

24. Feodor Nilsson S, Andersen PK, Strandberg-Larsen K, Nybo Andersen AM. Risk factors for miscarriage from a prevention perspective: a nationwide follow-up study. BJOG. Out 2014;121(11):1375-84.

25. Ghimire PR, Akombi-Inyang BJ, Tannous C, Agho KE. Association between obesity and miscarriage among women of reproductive age in Nepal (Associação entre obesidade e aborto espontâneo entre mulheres em idade reprodutiva no Nepal). PLOS ONE. 6 de agosto de 2020;15(8):e0236435.

26. Saxov KR, Strandberg-Larsen K, Pristed SG, Bruun NH, Kesmodel US. O consumo materno de álcool e o risco de aborto espontâneo no primeiro e segundo trimestres: A

systematic review and dose-response meta-analysis. Ata Obstetricia et Gynecologica Scandinavica. 1 Jul 2023;102(7):821-32.

27. Sundermann AC, Zhao S, Young CL, Lam L, Jones SH, Velez Edwards DR, et al. Alcohol Use in Pregnancy and Miscarriage: A Systematic Review and Meta-Analysis. Alcoholism: Pesquisa Clínica e Experimental. 2019;43(8):1606-16.

28. Tabagismo e risco de aborto: Epidemiologia [Internet]. [cited 22 May 2024]. Disponível sur: https://journals.lww.com/epidem/fulltext/2010/11000/smoking_and_miscarriage_risk.33.as px

29. Pineles BL, Park E, Samet JM. Systematic review and meta-analysis of miscarriage and maternal exposure to tobacco smoke during pregnancy (Revisão sistemática e meta-análise do aborto espontâneo e da exposição materna ao fumo do tabaco durante a gravidez). Am J Epidemiol. 1 Abr 2014;179(7):807-23.

30. Aune D, Saugstad OD, Henriksen T, Tonstad S. Maternal body mass index and the risk of fetal death, stillbirth, and infant death: a systematic review and meta-analysis. JAMA. 16 Apr 2014;311(15):1536-46.

31. Bouiller C. Couples' experiences of first trimester miscarriage [Experiências de casais sobre aborto espontâneo no primeiro trimestre]. 2014 [citado 22 maio 2024]; Disponível em: https://sonar.ch/global/documents/315236

32. Wright PM. The pushing on theory of maternal perinatal bereavement (A teoria do luto materno perinatal). In: Perinatal and pediatric bereavement in nursing and other health professions [Internet]. Nova Iorque, NY, EUA: Springer Publishing Company; 2016. p. 71-96. Disponível em: https://psycnet.apa.org/record/2015-50976-005

33. Emond - pais e enfermeiros.pdf [Internet]. [citado 25 abr 2024]. Disponível em: https://corpus.ulaval.ca/server/api/core/bitstreams/3f9cb5d8-a0f8-423b-ac27-faee9fcce682/content

34. Potvin L, Lasker J, Toedter L. Measuring grief: A short version of the Perinatal Grief Scale (Uma versão curta da Escala de Luto Perinatal). Journal of Psychopathology and Behavioral Assessment. 1 de março de 1989;11:29-45.

35. Prommanart N, Phatharayuttawat S, Boriboonhirunsarn D, Sunsaneevithayakul P. Maternal Grief after Abortion and Related Factors. 2004;87.

36. Gozuyesil E, Manav AI, Yesilot SB, Sucu M. Luto e pensamento ruminativo após perda perinatal entre mulheres turcas: estudo de coorte de um ano. São Paulo Med J. 14 de março de 2022;140(2):188-98.

37. Beaudet L, Montigny F de. Lorsque la vie éclate: l'impact de la mort d'un enfant sur la famille. Paris: SeliArslan [u.a.]; 1997. 472 p.

38. Dyregrov A, Dyregrov K. Long-term impact of sudden infant death: a 12- to 15-year follow-up. Death Stud. 1999;23(7):635-61.

39. Tudehope DI, Iredell J, Rodgers D, Gunn A. Neonatal death: grieving families (Morte neonatal: famílias em luto). Med J Aust. 17 de março de 1986;144(6):290-2.

40. Djiba A. REQUISITO PARCIAL DO MESTRADO EM SERVIÇO SOCIAL OFERECIDO PELA UNIVERSITÉ DU QUÉBEC À CHICOUTIMI NO ÂMBITO DE UM MEMORANDO DE ENTENDIMENTO COM A UNIVERSITÉ DU QUÉBEC EN OUTAOUAIS.

41. Tzonou A, Hsieh CC, Trichopoulos D, Aravandinos D, Kalandidi A, Margaris D, et al. Induced abortions, miscarriages, and tobacco smoking as risk factors for secondary infertility. J Epidemiol Community Health. Feb 1993;47(1):36-9.

42. Modelo explicativo da saúde em pais enlutados pós-morte fetal/infantil | Request PDF [Internet]. [citado 22   maio 2024]. Disponível em: https://www.researchgate.net/publication/8238793_Explanatory_model_of_health_in_bere aved_parents_post-fetalinfant_death
43. Speraw SR. The experience of miscarriage: how couples define quality in health care delivery. J Perinatol. 1994;14(3):208-15.

44. Swanson KM, Karmali ZA, Powell SH, Pulvermakher F. Miscarriage effects on couples' interpersonal and sexual relationships during the first year after loss: women's perceptions. Psychosom Med. 2003;65(5):902-10.

45. Beutel M, Willner H, Deckardt R, Von Rad M, Weiner H. Similarities and differences in couples' grief reactions following a miscarriage: results from a longitudinal study. J Psychosom Res. março de 1996;40(3):245-53.

46. Black RB. Women's voices after pregnancy loss: couples' patterns of communication and support. Soc Work Health Care. 1991;16(2):19-36.

47. Conway K, Russell G. Couples' grief and experience of support in the aftermath of miscarriage (O luto dos casais e a experiência de apoio após um aborto espontâneo). Br J Med Psychol. Dez 2000;73 Pt 4:531-45.

48. Factores sociais e culturais associados ao luto perinatal em Chhattisgarh, Índia - PubMed [Internet]. [cited 25 May 2024]. Disponível em: https://pubmed.ncbi.nlm.nih.gov/21956647/

49. Cohain JS, Buxbaum RE, Mankuta D. Spontaneous first trimester miscarriage rates per woman among parous women with 1 or more pregnancies of 24 weeks or more. BMC Pregnancy Childbirth. 22 Dez 2017;17(1):437.

50. Transtorno depressivo maior nos 6 meses após o aborto espontâneo - PubMed [Internet]. [cited 22 May 2024]. Disponível em: https://pubmed.ncbi.nlm.nih.gov/9010170/

51. Processos cognitivos na adaptação psicológica ao aborto espontâneo: Um relatório preliminar. [Internet]. [citado 22 maio 2024]. Disponível em: https://psycnet.apa.org/record/1994-18126- 001

52. J. Toedter JNL Hettie JEM Janssen ,Lori. International Comparison of Studies Using the Perinatal Grief Scale: A Decade of Research on Pregnancy Loss. Estudos sobre a morte. 1 de abril de 2001;25(3):205-28.

53. Köneş MÖ, Yıldız H. O nível de luto em mulheres com perda de gravidez: uma avaliação prospetiva dos primeiros três meses de perda perinatal. J Psychosom Obstet Gynaecol. dez 2021;42(4):346-55.

54. Ridaura I, Penelo E, Raich RM. Sintomatologia depressiva e luto em mulheres espanholas que sofreram uma perda perinatal.

55. Yf T, Hr C, Yp C, Sf Y, Pt C. Reacções de luto de casais à perda perinatal: Um acompanhamento prospetivo de um ano. Journal of clinical nursing [Internet]. dez 2017 [citado 22 maio 2024];26(23-24). Disponível em: https://pubmed.ncbi.nlm.nih.gov/28880461/

56. Depressive disorder and grief following spontaneous abortion | BMC Psychiatry | Full Text [Internet]. [cited 22 May 2024]. Disponível em: https://bmcpsychiatry.biomedcentral.com/articles/10.1186/s12888-016-0812-y
57. Avelin P, Rådestad I, Säflund K, Wredling R, Erlandsson K. Parental grief and relationships after the loss of a stillborn baby. Midwifery. junho de 2013;29(6):668-73.

APÊNDICES

Apêndice 1: Questionário sócio-demográfico

Ministério da Saúde Escola Superior de Ciências e Técnicas da Saúde de Sfax		Universidade de Sfax Ministério da Educação Superior e Investigador

Questionário

No âmbito da preparação do nosso projeto de estudo intitulado: **"Impactos/repercussões físicas e psicológicas de um aborto espontâneo"**, pedimos-lhe que responda ao nosso questionário da forma mais espontânea possível, para que o nosso estudo seja um sucesso. **Informamos que as informações e respostas recolhidas serão tratadas de forma estritamente anónima e confidencial.**

Realizado por : Idoudi Dhouha Hajjej Malek	Diploma nacional de ciências maiêuticas / parteira	Sob a direção de : Dr. Hakim Hana Sra. Feki Khouloud

Número de identificação:

Apresentação do estado civil da mulher

1) Que idade tem? anos

2) De onde é que vem?

3)) Estado civil: ☐ Casado ☐ Solteiro ☐ Divorciado ☐ Viúvo.

4) Nível de ensino: ☐ Não inscrito ☐ Primário ☐ Secundário ☐ Universitário/superior

5)Profissão :

7)Nível socioeconómico: ☐ Baixo ☐ Médio☐ Alto

Saúde e estilo de vida

8)Tamanho cmPeso kg

9) Bebe álcool?

☐ Sim ☐ Não

10)É fumador?

☐ Não, nunca fumei

☐ Não, de momento não fumo; deixei de fumar há mais de um ano.

☐ Sim, às vezes fumo (menos de um cigarro por dia)

☐ Sim, fumo regularmente (entre 1 e 9 cigarros por dia)

☐ Sim, fumo regularmente (mais de 10 cigarros por dia)

11)Historial médico pessoal: ☐ Sim ☐ Não

Em caso afirmativo, especificar /

12)Antecedentes cirúrgicos: ☐ Sim ☐ Não

Em caso afirmativo, especificar //

Perguntas sobre a fertilidade

14)Já **tentou** engravidar há mais de um ano?☐ Não☐Sim

14a) Gestité (Número total de gravidezes que teve, incluindo as que não resultaram em nados-vivos) : //

14b) Paridade (Número total de nascimentos que teve, excluindo as gravidezes que não deram origem a um nado-vivo): //

14c) Número de filhos vivos, Quantos filhos tem?//

14d) Número de filhos falecidos: //

16) Número de cesarianas: //

17) Já teve um aborto espontâneo?☐ Não ☐Sim

17a) Se "Sim", quantas vezes: / /

17b) Ano do(s) aborto(s)://

17c)A gravidez perdida é: induzida ☐espontânea☐

Se induzida:FIV ☐ ICSI ☐ Indução da ovulação☐

17d) Em que fase da gravidez ocorreu o(s) aborto(s)?

Primeiro aborto espontâneo	Antes de semana 12 ☐	Após o semana 12 ☐	Aborto espontâneo completo☐	Aborto incompleto curetagem	acompanhamento	de
Segundo aborto espontâneo	Antes de semana 12 ☐	Após o semana 12 ☐	Aborto espontâneo completo☐	Aborto incompleto curetagem	acompanhamento	de
Terceiro aborto espontâneo	Antes de semana 12 ☐	Após o semana 12 ☐				
Quarto aborto espontâneo	Antes de semana 12 ☐	Após o semana 12 ☐	Aborto espontâneo completo☐	Aborto incompleto curetagem	acompanhamento	de
Quinto aborto espontâneo	Antes de semana 12 ☐	Após o semana 12 ☐				
Sexto aborto espontâneo	Antes de semana 12 ☐	Após o semana 12 ☐	Aborto espontâneo completo☐	Aborto incompleto curetagem	acompanhamento	de
Sétimo aborto espontâneo	Antes de semana 12 ☐	Após o semana 12 ☐				
Oitavo aborto espontâneo	Antes de semana 12 ☐	Após o semana 12 ☐	Aborto espontâneo completo☐	Aborto incompleto curetagem	acompanhamento	de

18) Que sintomas físicos sentiu que a levaram a procurar aconselhamento médico durante o aborto? (Escolha todos os que se aplicam) :

Hemorragia intensa☐Sangramento leve ☐Contrações uterinas ☐Sem sintomas físicos perceptíveis

Descoberto durante a consulta médica☐ (especificar):

Seguido de : // 1 = Ginecologista; 2 = Médico; 3 = Parteira; 4 = Matrona

Perguntas sobre o aborto espontâneo / Impacto psicológico

19) Considera que foi devidamente apoiado pelos profissionais que cuidam de si?

☐ Totalmente apoiado; ☐ Apoiado em certa medida; ☐ Não suficientemente apoiado; ☐ Não apoiado de todo
20) Já recorreu a apoio psicológico? ☐ Não☐Sim
20a) Em caso afirmativo, especificar o tipo de apoio psicológico:
☐ Acompanhamento individual com um psicólogo
☐ Mari
☐ Amigos
☐ Apoio à família
☐ Outros (especificar):
21) Como descreveria a reação do seu parceiro à situação?

☐ Emocionalmente afetado e triste; ☐ Expressar sentimentos de culpa ou culpabilidade;

Apoiante e compreensivo; ☐ Passivo e retraído; ☐ Outro (especificar):
22) Ficou com uma má impressão do hospital devido a esta experiência? Não ☐ Sim
23) Qual é a duração estimada destes sentimentos?
Menos de 3 meses ☐ 3-6 meses;☐ Mais de 6 meses
24) Notou algum sinal de vaginismo após o aborto? Não☐Sim
25) Teve vaginismo (uma contração involuntária dos músculos vaginais, que leva à dificuldade ou impossibilidade de penetração), desde o aborto? Não ☐ Sim

26) Redução do sono
Representa a experiência de uma redução na duração ou profundidade do sono em comparação com o padrão habitual do indivíduo quando está de boa saúde.
☐ A dormir como sempre
☐ Ligeira dificuldade em adormecer ou sono ligeiramente reduzido, leve ou agitado.
☐ Sono reduzido ou interrompido de pelo menos duas horas.
☐ Menos de duas ou três horas de sono.
27) Diminuição do apetite
Representa a sensação de perda de apetite em relação ao estado normal. Avaliar a perda de vontade de comer ou a necessidade de se forçar a comer.
☐ Apetite normal ou aumentado

☐ Ligeira diminuição do apetite.

☐ Sem apetite. A comida é insípida.

☐ Precisa de ser persuadido/encorajado a comer.

28) Dificuldade de concentração

Dificuldade em reunir pensamentos, o que pode levar a uma falta de concentração. Avaliar de acordo com a intensidade, frequência e grau de incapacidade.

☐ Sem dificuldades de concentração

☐ Dificuldade ocasional em organizar os pensamentos.

☐ Dificuldade em concentrar-se e pensar corretamente, o que reduz a capacidade de ler ou de manter uma conversa.

☐ Incapacidade de ler ou de se exprimir sem grande dificuldade.

Impacto físico

29) Tem alguma preocupação relativamente ao encontro

Dificuldades em conceber após o seu aborto? ☐ Não☐Sim

30) Consultou ou está a pensar consultar um profissional de saúde para lidar com quaisquer problemas relacionados com a infertilidade pós-aborto? Não ☐ Sim

31) Teve alguma das seguintes complicações desde o seu aborto espontâneo?

Febre☐ Não☐Sim

Dor pélvica☐ Não☐Sim

Lochies com um odor desagradável☐ Não☐Sim

Corrimento vaginal profuso e purulento☐ Não☐Sim

III. O impacto do aborto espontâneo na relação da mulher com o seu parceiro

32) Como avalia a sua relação com o seu marido após o aborto?

Inalterado ☐ ; Melhoria ☐ ; Degradação ☐

Em caso de melhoria ou de deterioração, queira explicar sucintamente as alterações registadas:

33) No que diz respeito à sua vida sexual após o aborto, como se sentiu e experimentou as relações íntimas?

☐ Sentimento de obrigação (Se sentiu pressão ou dever de manter a atividade sexual)

☐ Inalterado (Se a sua vida sexual se manteve semelhante à que tinha antes do aborto)

☐ Medo de outra gravidez (se o medo de outra gravidez tiver influenciado a sua vida sexual)

☐ Sem sexualidade (se tiver optado pela abstinência ou se o aborto tiver afetado negativamente a sua intimidade)

Apêndice 2

		Nenhum dos dois De acordo		
Fortemente		nem		Fortemente
De acordo	De acordo	Não concordo	Não concordo	
1. Sinto-me deprimido. 1	2	3	4	5
2. É-me difícil obter 1 com certas pessoas.	2	3	4	5
3. Sinto-me vazio por dentro. 1	2	3	4	5
4. Não consigo manter as minhas1 actividades normais.	2	3	4	5
5. Sinto necessidade de falar 1 sobre o bebé.	2	3	4	5
6. Estou de luto pelo bebé. 1	2	3	4	5
7. Estou com medo. 1	2	3	4	5
8. Já pensei em suicidar-me depois da perda. 1	2	3	4	5
9. Eu tomo medicamentos1 para os meus nervos.	2	3	4	5
10. Tenho muitas saudades do bebé. 1	2	3	4	5
11. Sinto que me adaptei 1 bem à perda.	2	3	4	5
12. É doloroso recordar as1 memórias da perda.	2	3	4	5
13. Fico perturbado quando penso no bebé. 1	2	3	4	5

		Nenhum dos dois De acordo		
Fortemente		nem		Fortemente
De acordo	De acordo	Não concordo	Não concordo	Não concordo
14. Choro quando penso nele(a). 1	2	3	4	5
15. Sinto-me culpada quando penso no bebé. 1	2	3	4	5
16. Sinto-me fisicamente doente quando penso no bebé. 1	2	3	4	5
17. Sinto-me desprotegido 1	2	3	4	5

51

	Concordo		Não concordo	
num mundo perigoso desde morreu.				
18. Tento rir-me, mas1 já nada tem piada.	2	3	4	5
19. O tempo passa tão devagar 1 desde que o bebé morreu.	2	3	4	5
20. A melhor parte de mim morreu 1 2 com o bebé.	3		4	5
21. Desiludi pessoas 1 2 desde que o bebé morreu.	3		4	5
22. Sinto-me inútil desde 1 2 morreu.	3		4	5
23. Culpo-me pelo 1 2 a morte do bebé.	3		4	5
24. Fico zangado com os meus 1 2 amigos e familiares mais do que devia.	3		4	5
25. Às vezes sinto-me como se tivesse 2 Preciso de um conselheiro profissional para me ajudar a recompor a minha vida .	3		45	

Nenhum dos dois
De acordo

Fortemente	nem			Fortemente
De acordo	Concordo concordo	Não	Não concordo concordo	Não
26. Sinto-me como se estivesse apenas 1existindo e não vivendo realmente desde que morreu.	2	3	4	5
27. Sinto-me tão só desde1 morreu.	2	3	4	5
28. Sinto-me um pouco à parte e1 distante, mesmo entre amigos.	2	3	4	5
29. É mais seguro não amar. 1	2	3	4	5
30. Tenho dificuldade em 1tomar decisões desde que o bebé morreu.	2	3	4	5
31. Preocupo-me com o que a minha O 1futuro será assim.	2	3	4	5
32. Ser um pai ou uma mãe em luto 1significa ser um "cidadão de segunda classe".	2	3	4	5
33. É ótimo estar vivo. 1	2	3	4	5

RESUMO

Introdução: *As provas emergentes sugerem que o aborto espontâneo está associado a consequências psicológicas e físicas significativas e potencialmente duradouras. Apesar da elevada frequência de gravidezes complicadas por aborto espontâneo, não existem dados disponíveis sobre os impactos psicológicos, nomeadamente o luto perinatal, bem como sobre os possíveis impactos físicos nas mulheres tunisinas que sofreram um aborto espontâneo.*

Material e métodos: *Realizámos um estudo descritivo e analítico. Decorreu principalmente no serviço de obstetrícia e ginecologia do CHU Hédi Chaker em Sfax, incluindo os serviços de pós-parto, ginecologia e gravidez de alto risco, bem como consultas externas, durante o período de 12 de fevereiro a 31 de março de 2024. Os dados foram recolhidos através de um formulário de recolha de dados sociodemográficos, obstétricos e ginecológicos e da escala de luto perinatal PGS-33. O principal objetivo desta investigação é descrever as consequências físicas e psicológicas do aborto espontâneo para as mulheres tunisinas.*

Resultados: *A idade média das mulheres da nossa população era de 32 anos, 40,4% tinham o ensino secundário e 57,8% eram multíparas. Quanto ao número de filhos vivos, 55% das mulheres tinham entre 2 e 4 filhos. A média da pontuação do SGP foi de 103,57, com um desvio-padrão significativo de 27,17, sendo que 67,9% das mulheres apresentaram pontuação total superior ou igual ao limiar (≥ 91). Relativamente às repercussões físicas, 69,7% referiram dificuldade em adormecer, 67,9% referiram perturbação do apetite e 44% referiram vaginismo pós-aborto. Verificou-se uma diferença estatisticamente significativa entre os valores médios do score total da SPG relativamente à variável "origem" ($P= 0,029 < 0,05$). Não se verificou diferença estatisticamente significativa com a idade e a situação profissional ($P= 0,334$ e $P= 0,160$, respetivamente). Da mesma forma, foi encontrada uma diferença significativa entre os valores médios da pontuação total da PGS em termos do número de FCs ($\chi2= 7,82$; $P=0,020$).*

Conclusão: *Uma abordagem holística que incorpore cuidados psicológicos e físicos é essencial para ajudar as mulheres a ultrapassar o luto associado ao aborto espontâneo.*

Palavra-chave : *Aborto espontâneo - Impacto psicológico - Luto perinatal - Impacto físico*

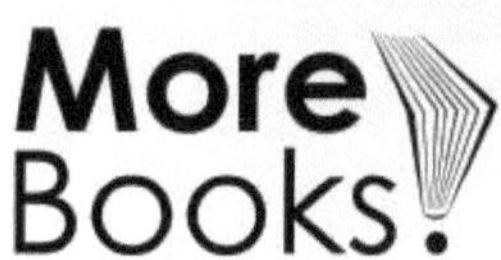

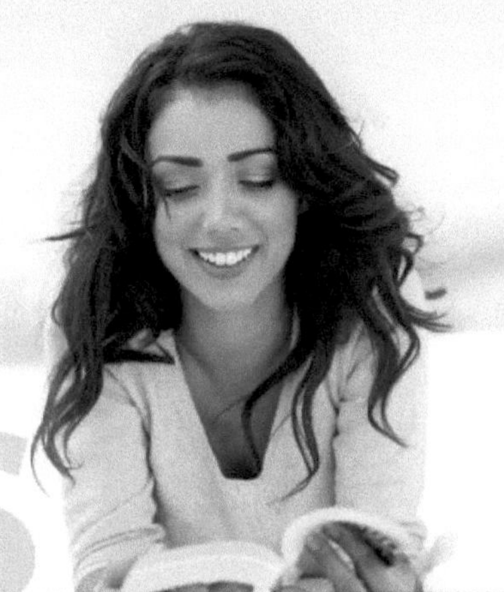

yes
I want morebooks!

Buy your books fast and straightforward online - at one of world's fastest growing online book stores! Environmentally sound due to Print-on-Demand technologies.

Buy your books online at
www.morebooks.shop

Compre os seus livros mais rápido e diretamente na internet, em uma das livrarias on-line com o maior crescimento no mundo! Produção que protege o meio ambiente através das tecnologias de impressão sob demanda.

Compre os seus livros on-line em
www.morebooks.shop

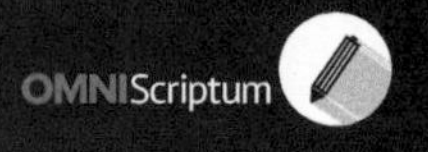

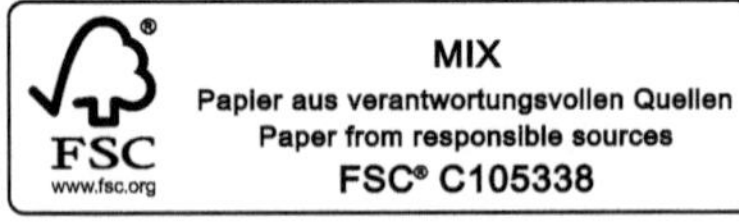

Printed by Books on Demand GmbH, Norderstedt / Germany